「みそ汁習慣」で体も心も健康になる

井上美和

三笠書房

はじめに

時短と健康が両立！「みそ汁習慣」はいいことだらけ

まさか、みそ汁が体にも心にも、こんなに良いものだったなんて！

不妊という悩みを抱えて、2年間にわたり病院に通い続けた当時の私の体と心はボロボロでした。

「自分はなんて不幸なんだ。どうせ私なんか……」というネガティブな思いにとらわれて、暗い妊活生活を送っていたのです。

当時の私の食事といえば、朝はパンとコーヒーだけ、昼は外食、夜はお惣菜にお酒は毎日という、決して褒められたものではありませんでした。

妊活のために薬で排卵を誘発し、人工授精を試みていました。薬が欠かせない生活を続けていたら、**生理不順や便秘、冷え、さらには生理痛やＰＭＳ（月経前症候群）がひどくなり、子宮内膜症と診断されてしまった**のです。

　このまま不妊治療を続けていては、子どもを授かるどころか、自分の体と心がどんどん不調に陥ってしまう……。

　そう気づいた私は、心機一転、治療をお休みすることに決めました。

「食事と生活習慣をガラリと変えていこう！」と目覚めたのです。


　でも、実は私、お料理が本当に苦手でした。

「がんばって作ろう！」と2時間かかって完成したものの味はイマイチ……。

「献立って、どうやって考えるの？」「栄養バランスって、何？」「何を食べたら、体のどこが良くなるの？」と疑問のオンパレードでした。お医者さんに聞いてみたこともありますが、答えは教えてもらえませんでした。

　そんなとき、ちょっとしたきっかけでお料理教室に通うようになりました。そして、そこで習った天然だし（出汁）のみそ汁の味が、格別だったのです！

「みそ汁って、こんなにおいしかったんだ！」

砂糖も油も使わずに、体に良い発酵食品のみそや野菜を手軽に取り入れられるなんて、目からウロコでした。

でも、問題がありました。家で毎日、教室で習った方法でだしを取るのは、とても時間と手間がかかるのです。「どうにかならないかな……」と考えていて思いついたのが、お茶パックを利用して作る「水だし」でした。

「これなら毎日、おいしいみそ汁が手軽に食べられる！」

朝食にみそ汁を取り入れると、自然に和食中心の食生活へと変わっていきました。これをきっかけに様々な教室に通って、栄養、献立、時短テクニックなどを学びながら、手作りみそ汁生活を続けていきました。すると、あんなにひどかった生理痛やＰＭＳ、便秘や冷え、生理不順も一気に改善されたのです！

朝もスッキリ目が覚めて体がラクに動き、心もみるみる前向きに。

「新しいことを始めたい！」というポジティブな気持ちが自然と湧いて、当時通っていたパン教室では「師範」の資格まで取得して即、起業！　自分でも驚くほどの変化でした。今では自分が主宰するパンと食育の教室を夢中で運営しながら、楽しくワクワクする日々を過ごしています。起業後にはやがて、ありがたいことに2人の娘を授かることまで叶いました。

さて、教室では私自身の妊活体験談を伝えていたこともあって、受講生の皆さんから妊活についての相談を受ける機会が増えていきました。

そこで生活習慣の改善アドバイスと、毎朝の「みそ汁習慣」の提案をしたところ、うれしいことに皆さんが次々と妊娠していくではありませんか！

「妊活は苦しいものではない」
「ママになる準備期間と思って楽しく過ごして欲しい」
「家族の健康を守れる女性を増やしたい！」

という思いが強くなっていきました。その結果、私は「体質改善アドバイザー」としても活動するようになったのです。

今では、サポートした方の95％以上が体質改善を実感するまでに至りました。

手作りの料理ができて、自分らしく輝く女性へと変わっていくサポートができていることに、この上ない喜びを感じています。

我が家では、ここ2、3年、子どもたちは発熱なしが当たり前です。

私はなんと、ここ10年、発熱の経験がありません！

家族全員、感染なしで元気に過ごせています。

私がサポートした方たち、そして、そのご家族からも、

「風邪を引かなくなりました！」

「薬やサプリを手放せました！」

「あんなに苦しんできた便秘や生理痛、冷え性が改善しました！」

「肝機能が正常値に戻りました！」

「バセドウ病や糖尿病、痛風も改善しました！」

「おかげさまで妊娠しました！」

などなど、うれしい報告を続々といただいています。

みそ汁習慣をきっかけに、料理を手作りすることで自分を癒し、家族も癒す。みそ汁は幸せの輪を広げて、家族に愛情を伝えていく素晴らしい手段です！

もちろん、一人暮らしの方にも、毎日の食事をみそ汁から変えることをおすすめします。日々のストレスから解放され、ホッとひと息つける時間が生まれることでしょう。みそ汁は必要な量だけ作ればよく、疲れた体を優しく癒してくれます。一生の健康を保つうえでも、みそ汁習慣は効力を発揮するのです。

◆みそ汁のメリット

みそ汁のメリットを、３つの視点でまとめてみました。

メリット①　手作りなのに驚くほどの時短！

↓作り置きできる！（朝作って、夜も食べられる。夜作って、翌朝も食べられる）

↓手の空いたときにパパッと作り、鍋ごと冷蔵庫で冷やしておき、食べる直前に温め直せばＯＫ

↓冷蔵庫の余り物を活用できる！　わざわざ具材を買わなくてもＯＫ

↓主食を手抜きできる！　みそ汁を作ってごはんを炊けば、主菜は出来合いのお惣菜を買ってもＯＫ

「疲れていて、料理を作る気力がない」「時間がない」「面倒くさい」……そんな時はついつい、外食したり出来合いのお惣菜に頼ったりしがちですよね。

外食やお惣菜は確かに便利ではありますが、そんな日々が続くと添加物や砂糖、油を摂りすぎることになります。それが不調の原因になってしまうのです。

たとえ料理に時間を割けなかったとしても、そんな時は「みそ汁だけ作ればＯＫ！」と考えれば、気楽に手作りを取り入れられるでしょう。

メリット② 発酵パワーで健康が手に入る！

↓不足しがちな植物性たんぱく質や食物繊維も摂れる
↓血圧やコレステロールの値が低下して、血液もサラサラに
↓ホルモンバランスが整い、老廃物のデトックスにも効果あり
↓組み合わせる「具」によって、不足している栄養分を摂れる

日本のみその消費量は年々減っています。でも、古くから伝わるみそは、栄養素と知恵がギュッと詰まった、素晴らしい発酵食品です。確かに、朝食にはパンとコーヒーが手軽ではありますが、それでは必要な栄養を摂れません。

それがたった一品のみそ汁を取り入れるだけで、健康を意識した食生活へと変えていけるのです。

メリット③ レシピがなくても作れる！

↓だしの取り方さえ覚えれば、どんな具材でもみそ汁が作れる

「今日は何にしようか」と迷わないですむ
↓
一味、ごま、青のりなどを加えれば、簡単に〝味変〟できる！
↓
チーズ、ニンニクなどの洋風の食材とも相性バッチリ！
↓
簡単なのに家族に喜ばれ、健康になる！　だから毎日続けられる！

料理でつまずきがちなのが、レシピや作り方、調味料の分量などです。でも、**「その通りに作らないといけない」、そんな考え方が不要なのがみそ汁！**

手順さえ覚えれば、どんな人でも簡単に作れます。慣れてしまえば、たった5分で作れてしまう手軽さです。

しかも、アレンジの範囲はノーリミット（無制限）！

これから、みそ汁の「驚きの世界」を紹介していきます。

楽しみにしていてくださいね。

井上美和

目次

1章　これだけでOK！「みそ」「だし」「薬味」の基本

2章

みそ汁習慣を楽しく続けるコツ

3章

まずはこれ！保存食や余り物でみそ汁を作ってみよう

使い切りレシピ

4章 安心感あり！ 定番野菜のみそ汁を作ってみよう

使い切りレシピ

5章 意外な具も！魚介類のみそ汁を作ってみよう

使い切りレシピ

6章

見たことない!? ユニーク野菜のみそ汁を作ってみよう

使い切りレシピ

本文写真・フードスタイリング／井上美和
本文ＤＴＰ／株式会社Ｓｕｎ Ｆｕｅｒｚａ

1章

これだけでOK！「みそ」「だし」「薬味」の基本

「みそ汁を手作りするだなんて、
なんだか時間と手間がかかって面倒そう」
お料理初心者の方は、
ハードルが高く感じてしまうかもしれません。
でも、大丈夫！　たった3つのポイントだけ押さえれば
簡単ヘルシーなみそ汁を作れますよ。
ベテランさんも、基本をおさらいしていきましょう。

「飲む美容液」、みそ汁を構成する3つの要素

「天然だしのみそ汁って、確かにおいしそう。でも、そのだしを取るのが面倒……。時間と手間がとてもかかりそうだもの」

「昆布は買ってあるけど、結局いつも使わずに残ってしまっている。値段はけっこう高かったのに……」

「自炊経験がほとんどないから、そもそもみそ汁の作り方がわかりません」

きっと、こう思われる方もいらっしゃるでしょう。みそ汁作りは、一見、ハードルが低そうで意外に高いのかもしれません。

私自身も「みそ汁は時間と手間がかかる面倒なもの」とずっと思っていました。みそ汁を作るのは、週にせいぜい1~2回、しかもインスタントみそ汁でお湯を

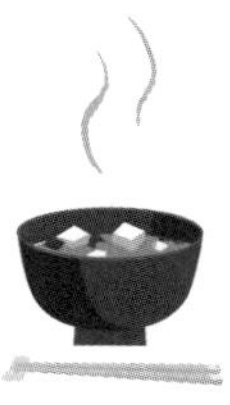

入れるだけということも多く、天然だしからだしを取るなんて、「お正月だから気合を入れなきゃ」とでも思わない限り、実行しませんでした……。

しかし自分が起業して講師となり、2人の子どもを授かって毎日食事を作ることが当たり前になると、心境に大きな変化が生まれたのです。

「子どもたちには安心、安全でヘルシーなお料理を食べさせたい」

「お弁当も作りたいけど、限られた時間の中でどうしたらラクに作れるか？」

「料理以外にもやりたいこと、日々のルーティンもある中で、料理にだけ時間を取られることがもったいない！」

と、アレコレ考えるようになりました。

そこでまず、「飲む美容液」とも言われるみそ汁を、おいしく、しかも短時間で作れて、同じような具材をリピートしても飽きない方法を編み出そうと考えました。

その実現に必要なのは、**「みそ」「だし」「薬味」の3つの要素**でした。

好みのみそが見つかると、楽しい！

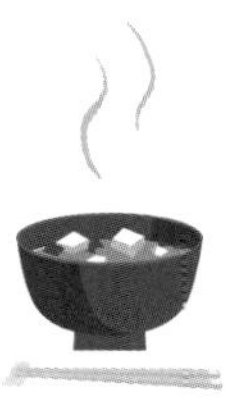

まず、ひとつめの要素。
「みそ」が持っている、素晴らしい効能をご説明しましょう。

効能① 腸内環境を改善してくれる

みそに含まれるオリゴ糖や食物繊維、発酵過程で生まれる善玉菌によって、便秘が解消され腸内環境が整います。不眠や肌あれ、生理痛が改善され、免疫も上がります。**腸内環境が良くなると、ホルモンバランスも整う**のです。

効能② ストレスを緩和してくれる

↓みその香りはとても豊かで、深い味わいがあるのが特長です。疲れた時にみそ汁を飲むだけで、心がホッとするのは誰しも経験があるのではないでしょうか。**みそには優れたリラックス効果がある**のです。

効能③ 冷えを緩和してくれる

↓温かいみそ汁を飲むと、胃腸が落ち着きます。体内の血液循環を良くしてくれるので、**冷えの解消にも効果がある**のです。

また、みそはその産地によって、材料や味が異なるのもポイント。商品数もとても多いため、どれを選ぶか迷ってしまいますね。

自分の好みを把握して、味のバリエーションを増やすという視点から選ぶのを心がけてみてください。それが飽きずに「みそ汁習慣」を続けるコツです。

ここで、代表的なみその種類を簡単に紹介しておきましょう。

◆**仙台みそ**

↓米麹と大豆で作られており、**辛口が特徴**の赤みそです。宮城県で製造され、材料が大豆10に対して麹は5～8の割合。塩分濃度は11～13％と決まっています。

◆**八丁みそ**

↓豆麹を使った「豆みそ」。甘みが少なく、**豆由来の旨味とコク、独特の渋みがあるのが特徴**です。愛知県を中心に生産され、熟成期間が長く濃い色をしています。

◆**麦みそ**

↓大豆に麦麹を加えて作ります。主に九州などで生産されていて、**甘みのあるまろやかな味が特徴**です。

◆赤みそ

↓大豆を長時間水に浸し、蒸して作るのが主流です。熟成期間が長いので、熟成が進み赤褐色に仕上がります。**コクがあって風味が強く、塩分濃度が高いのも特徴。**

慣れてきたら、数種類のみそをブレンドしてみると、味の変化が楽しめますよ。なお、みそを選ぶ際は、無添加、だし入りではないものが安心、安全です。**無添加みその容器の蓋には、よく見ると小さな空気穴があいています。**本来、みそは添加物を使用しないものなのですが、清酒（アルコール）、だし、その他添加物が入っているものは保存性、味の安定性を高めるために酵母の働きを止め、発酵が進まないようにしています。

空気穴があるということは、つまり、発酵が止まらずに酵母が働き続けて味わい深くなるので、その変化を楽しむことができるうえに、生きた酵母を体内に取り入れることで健康へのより良い効果が期待できるのです。

だしにはミネラルが豊富！子どもの味覚形成にも役立つ

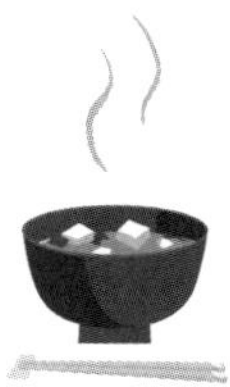

ふたつめは、「だし」です。

「だし」にはカリウム、マグネシウム、カルシウム、鉄分などのミネラルが豊富に含まれていますが、現代の食生活で、圧倒的に不足している栄養素が「ミネラル」です。

ミネラルは体内で合成されず、食物で摂る必要があるのですが、現代のコンビニ食、お惣菜、ファストフード等の食品に圧倒的に不足し、精神障害、不眠、何となくの不調、貧血などを引き起こす原因のひとつと言われています。

ミネラルの効能としては、素材の味を引き立てることで味覚を整えたり、塩分過多、糖分過多、脂質過多を予防したりすることが挙げられます。暴飲暴食を抑えて、デトックス（解毒）やむくみ対策にもうれしい効果があるのです。

私たちが味を感じることができるのは、舌やあご、のどなどに分布している味覚細胞の働きのおかげです。この味覚細胞の数が最も多くなるのは、10歳から12歳ごろだと言われています。

子どものころから、添加物や人工甘味料が使われている食材・食事に囲まれていると「味覚がおかしくならないか」と心配ではないでしょうか。

みそ汁習慣を取り入れることで、子どもの健全な味覚形成にも大きくプラスに働くのです。素材そのものに由来する〝本物の味〟を子どもたちに体験させることで、情緒が安定し、感性も磨かれて、素直に感謝できる気持ちが自然に生まれることでしょう。

私がおすすめするだしについて、簡単に紹介しておきますね。

◆昆布とかつおだし

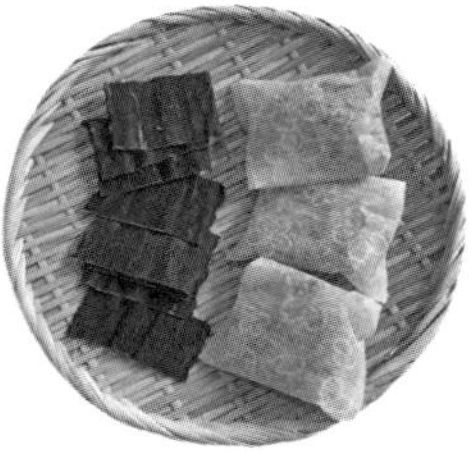

煮物、汁物など幅広く使えてクセのない味。昆布には水溶性食物繊維の一種であるアルギン酸やフコイダンが豊富に含まれています。腸内環境を整え、血糖値の急上昇を防ぎ、コレステロールの吸収を抑える効果が期待できます。また、**かつお節は香りと旨味の宝庫。**実はたんぱく質も豊富で、栄養抜群な食材のひとつです。

◆いりこだし

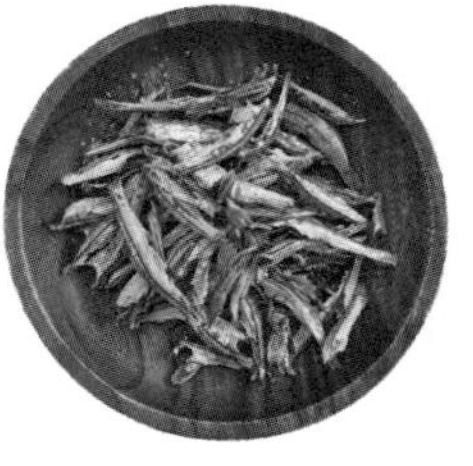

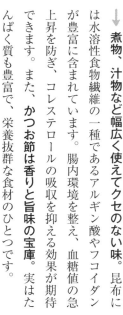

魚介類のみそ汁によく合います。**いりこはそのまま使うと苦みがありますが、頭と内臓を取るとまろやかな味わいに。**粉末状になったものも販売されているので、汁といっしょに食べると、さらにカルシウムやビタミンD、DHA、EPA等の良質な油脂も摂取可能。妊娠前、妊娠中、産後のお子さんの発育にもおすすめです。

◆パックだし（市販品）

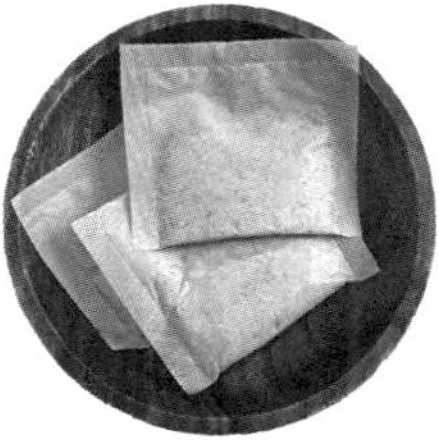

↓添加物が入っているものや、塩分が含まれているものなど、様々な種類が市販されています。その中でも、**無添加の魚粉末のブレンドのものは風味豊かなだしが取れます。**ただし、他のものに比べて価格が高い傾向にあります。

私はこれら3種類をすべて試してみましたが、家族の好みも考慮した結果、現在は「昆布とかつおだし」を中心に使っています。

昆布は、買ってきたら全部をハサミで5㎝角にカットして容器に入れて保存します。かつお節は、お茶パックに1パックずつ詰めて、同じく容器に保存します。

こうしておくことで、調理の際に必要な量を水に入れるだけで、だしがすぐに完成して便利です。昆布は水で戻したら、さらに細かく切ってみそ汁に入れます。

コストパフォーマンスに優れているうえに、添加物なしの健康的でおいしいだしがいつでも時短で取れるのです。

ちなみに、みそ汁を作ったあとにお茶パックに残った出がらしのかつお節は、取り出して粉砕し、ふりかけに活用しています。

薬味やトッピングで〝味変〟が手軽に楽しめる！

さらに、みそ汁習慣を楽しむのに欠かせないのが、「薬味」や「トッピング」。薬味やトッピングを常備しておくと、みそ汁のメインとなる具材がいつも同じようになってしまっても大丈夫！　薬味やトッピングを入れるだけで、味のバリエーションがぐっと広がるからです。

おすすめの薬味をご紹介しましょう。

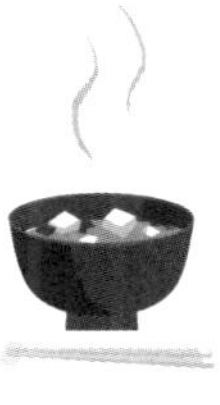

◆油揚げ

↓どんな具材にも相性が良いので、幅広く使えます。**シンプルなみそ汁に入れると、コクを出してくれます。**大豆製品なので、ホルモンのバランスを整えてくれる効果も期待できます。

◆ネギ

↓買って来たらすべて細かく刻んで冷凍保存しておくと、いつでも使えます。**トッピングにも、具としても使い勝手が優秀。**血液循環や冷えを改善してくれ、風邪の予防には最も効果的な食材と言われています。

◆桜エビ

↓普段の食事で不足しがちなカルシウムの含有量がトップクラス。そのまま手軽に食べられる食材ですが、**みそ汁のトッピングとしても香りや彩りをつけてくれます。**カルシウムは骨を丈夫にしてくれるほか、イライラの防止など精神面の安定にも効果があるので、積極的に摂りたい食材です。

◆のり

↓ミネラル、たんぱく質を豊富に含んでいます。**香りにも味にもアクセントをつけてくれます。**便通の改善のほか、お肌がツルツルになったり、髪がサラサラになったりする効果が期待できます。

◆七味

↓**少し辛味を足したい時におすすめ。**体を温めて、血流をアップしてくれます。夏は発汗を促し、火照った体を冷やしてくれる効果、冬は体を内側から温める作用が期待でき、冷え改善にも効果的です。

◆ごま

↓**香り豊かなので、風味が増します。**すりごま、練りごま、粒ごま、ごま油と様々な商品があるので、使い分けできるのも楽しみ。中でも練りごまは、みそ汁に混ぜると独特のコクを出してくれます。

ごまからは植物性の良質な油脂を摂取できます。美肌効果やホルモンバランスの調整、代謝アップなどうれしい効果がたくさんです。

◆**ショウが**

↓体を芯から温めてくれるので、冷え性で悩んでいる方に特におすすめ。

また、**食材の臭みを緩和してくれる**ので、魚や肉など臭みのあるものと合わせるのも良いでしょう。

ほかには、**みそ汁を洋風にアレンジしたい時にはオリーブオイル、チーズ、豆乳、ニンニク、ハーブ、黒コショウ、カレー粉などもおすすめ。**

本書では、洋風の食材を使ったみそ汁もたくさん紹介します。「だまされた」と思って（笑）、ぜひお試しを。そのおいしさに、きっと驚くはずです！

このように、様々な薬味やトッピングを備えておくだけで、おいしいみそ汁を短時間で、飽きることなく作れます。**毎日、レシピをネット検索するなどの煩わしさから解放**されますよ。

2章
みそ汁習慣を楽しく続けるコツ

「お手軽とは言え、毎日食べ続けるのは飽きてしまいそう」
そんなイメージも、ちょっと意外な具を
みそ汁に取り入れてみることで、払拭されるはず！
アイデア次第で、バリエーション豊かな食材を
無理なくおいしくいただけるのが、みそ汁の懐の深さ。
「食材の選び方」「食事のバランス」まで
意識できるようになれたら完璧です。

「意外な具」を使って、みそ汁の楽しみを広げよう

「みそ汁に合う具はあまり種類がないから、味が代わり映えしないよね」
「みそ汁って、和食にしか合わないでしょ？　だから飽きるのよね……」

あなたもこんな「思い込み」にとらわれていないでしょうか？
私は今や、毎日2食はみそ汁です。
それでも、まったく飽きることがありません。
その秘密は、私が意外な具や食材をみそ汁に使っているからです。

「和食」というカテゴリーに括られがちなみそ汁が、意外な具や食材を使うことで「洋風」へと様変わりするから不思議です。

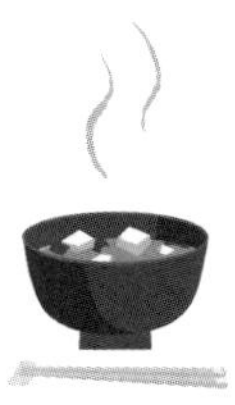

思いもよらない味のバリエーションが見つかると、楽しくなってきます。

たとえば、缶詰、肉、卵、豆乳、カレー粉、ピザ用チーズなどを使ってみてください。

「えっ！　大丈夫？」と戸惑うかもしれません。

しかし、いつものみそ汁にボリュームやコクが加わり、洋風へとあっという間に〝味変〟できてしまうのです。

また、卵なら溶き卵ももちろんおすすめですが、そのまま鍋に卵を割り入れて少し火を通し、半熟でいただくみそ汁は最高ですよ！

そして、**「旬の野菜や食材を入れる」のを意識するのも大事なポイント。**

流通等の発展によって、同じ野菜が年中いつでも買える時代になりました。だからこそ、旬を意識したい。旬を取り入れたい。

これは、私が受講生の皆さんに必ずお伝えしている大切なことのひとつです。

旬の野菜や食材は栄養価がもっとも高く、みずみずしくて旨味もたっぷり。こんなにおいしいのにお値段は手ごろなのですから、まさに言うことなしです。旬の野菜や食材を知ることで、季節に合わせて体が必要な栄養素も、自然に補給することができます。

1章で紹介したように、薬味（ごま、七味、黒コショウ、ショウガなど）をプラスで使うのも、いつもの味に変化をもたらす意味で、とても効果的です。

ちなみに**私はいつも、みそ汁を一度に2日分、まとめて作っています。**翌日分のみそ汁は当日分のみそ汁の味とは少し変化をつけて、具を足したりしています。

ラクをするためのそんなひと工夫も、「みそ汁習慣」を飽きずに毎日続けられるコツだと考えています。

みそ汁習慣で「体が変わった！」と思える人、思えない人

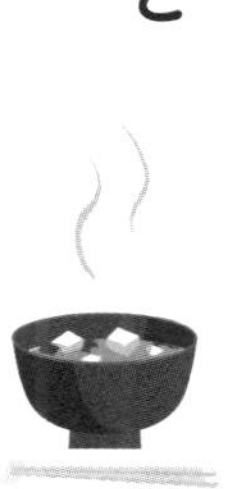

インスタグラムなどのＳＮＳで「みそ汁習慣」について発信していると、「生理痛が改善しました！」「おかげさまで妊娠しました！」「朝食をみそ汁とごはんに変えました！」という、うれしいメッセージをダイレクトメッセージでいただくことがよくあります。

また我が家も、朝ごはんにみそ汁を取り入れたことをきっかけに、全体の栄養バランスを考えた献立を実践するようになってから、家族全員がみるみる〝健康優良児〟に変身したことは、先にお伝えしたとおりです。

しかし、中には生活習慣をせっかく変えたのに、不調がなかなか改善しない、体が変わった実感がない……という方が多いのも事実です。

一体、なぜでしょうか？

私はこれまで、累計３５００回の料理教室や個別カウンセリング（体質改善が目的の長期サポートレッスン）を行ない、そのような方々と出会ってきました。

そして、それらの出会いの中から、２つの共通点があることに気づいたのです。

そのひとつが、**「食べる素材を正しい知識に基づいて選んでいるか」**です。

たとえば、みそ汁に使うみそには、どんなみそを選んでいますか？

牛肉なら、どこで育ってどんな餌を食べた牛の肉を選んでいますか？

調味料は何を使っていますか？

あなたが普段、何気なく選んでいる食材を見直してみてください。

しょうゆ、みりん、酒……身近な調味料から見直すことで、お料理の味が変わり、〝本物の味〟が体感できるのです。

みそは本来、大豆、麹、塩といったシンプルな原材料でできています。

しょうゆは、大豆、小麦、塩からできているものが基本です。

そのほかに、添加物や知らない原材料は入っていないでしょうか？

原材料の表示をしっかりと見て購入する目を養うことで、〝本物の味〟がより体感できるようになります。本物の味がわかるようになると、薄味、ほどよい塩味、旨味で食事を楽しむことができるようになり、それが健康へとつながり、毎日を元気に過ごせるようになるのです。

前述のように、特に子どものころに本物の味に触れておくと、成長するにつれて味覚がだんだん研ぎ澄まされて、感性が豊かに育まれます。

食品メーカーは、保存性の高さ、便利さ、価格の安さなどを追求した商品開発が得意で、売り上げを伸ばすために芸能人を使ったＣＭやイメージ戦略も練って販売しています。

何となくのイメージではなく、自分軸で食べるものを選ぶことが、１年後、５

年後、10年後の自分と家族の健康状態を決める――。

それくらい大切なことなのです。


そしてもうひとつが、**栄養バランス**です。

「みそ汁を食べているから、ほかはどうでもいいや」ではなく、栄養バランスを考えて献立を立てていきましょう。

肉、魚、豆などのたんぱく質のほか、野菜、イモ類、海藻類、根菜などの食物繊維、ビタミン、ミネラルなども取り入れた献立を考えます。

たとえば、みそ汁、ごはんに、焼き魚（主菜）、海藻サラダ、煮物といった副菜を加える。栄養バランスは体の調子を整えるうえで、最も重要なポイントです。


私たちの細胞は1日で1兆個も入れ替わり、3か月ほどかけて全身の細胞が新しくなると言われています。

こんなイメージを日々抱きながら過ごすのも、体質を変える秘訣です。

コツコツと実践してくれた受講生の皆さんからは「生理痛が改善しました！」「便秘で10年間悩んできたのに、毎日快腸になりました！」「冷えが改善しました！」「肌がツルツルになりました！」という喜びの報告が続々と届きます。

食生活を見直し、手作りの食事を取り入れてみてください。
体質の改善はもちろんのこと、温かい気持ち、自然への感謝の気持ちが湧いてくることでしょう。そして心が豊かになって、せわしなく過ぎる毎日のペースを少し落ちつかせて、穏やかに過ごすことができるでしょう。

まずは、毎日の生活にみそ汁を取り入れることをコツコツ続けてみる。
そんな小さな積み重ねで、あなたと、あなたにとって大切な人の人生をも大きく変えられるのです。

ぜひ、トライしてみてくださいね。

「スープジャー」に、みそ汁！職場や学校のランチでも楽しもう

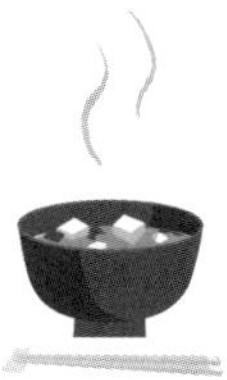

お弁当を作る時間がない、余裕がない。
けれども毎日外食だと、お財布にも体にも負担になる。
コンビニのお弁当は便利だけど、添加物が気になるし、飽きてくる。

ランチをめぐる悩みは、意外と深いものです。
そんな悩みの解決にも、みそ汁が役立ちます！
スープジャーにみそ汁を入れるだけでＯＫ。

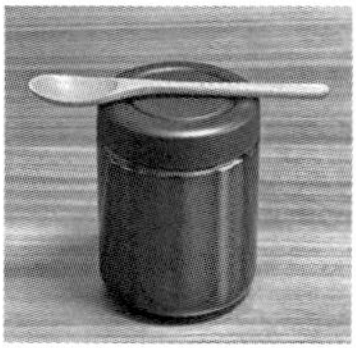

すると、「鮭を焼いて、おにぎりを作って持っていこう」「前日の残り物やストックのおかずを詰めていこう」といったことに意識が向くようになります。

おしゃれなデザインのスープジャー、お気に入りのお弁当箱を選んでみるのも心がウキウキすることでしょう。

それが結果的に、お財布にも体にも優しい暮らしへとつながるのです。


私の受講生の皆さんの9割以上は、「手作りが苦手」からのスタートです。


繰り返しにはなりますが、私もお料理がとっても苦手でした。レパートリーも少ないし、「ちゃんと作ろう!」と思ったら2時間もかかっていたほどです。

ネットでレシピを検索してから材料を買う。作ってはみるものの、味はイマイチ……。そんな生活を激変させるきっかけは、みそ汁を手作りすること。

食材の選び方から始まり、現代の食の現実についてのにわか知識ではない正しい知識(お惣菜やコンビニ食に含まれる添加物、質の悪い油、人工甘味料、農薬や化学肥料など)、栄養バランスのとり方や料理の時短テクニックを学んでいくことです。

そうした**知識やテクニックが増えていくと、料理作りのハードルが下がり、自然とお弁当も持って出かけるように変わっていくのです。**

手作りを苦痛に感じたり、面倒だと後回しにしてしまったりすることもあるでしょう。

しかし手作りの料理こそが自分を癒してくれて、体も軽くしてくれる。

そして自分自身に対しても、周囲に対しても優しくなれる。

そのことをぜひ、思い出してみてください。

作る過程を楽しめるようになると、間違いなく素材を選ぶ力がつきます。

何よりも温かい気持ちや想いが伝わってくるので、食べるたびに癒されることでしょう。

スープジャーなら、冷めてしまう汁物も温かいまま運べます。みそ汁の温かさ、それを口にすることで流れるホッとする時間が、ストレス緩和にも役立つのです。

みそ汁習慣で気をつけておきたいこと

寒い季節に、すぐ体を温めてくれるみそ汁はうれしい存在です。でも、暑さを感じたり、汗をかいたりしている時に無理してみそ汁を飲む必要はありません。冷たいものを選ぶことで、心身ともにスッキリすることでしょう。**自分の体が「今、何を欲しているのか」を感じながら選ぶことも大切です。**

また、みそ汁単品では、生野菜やたんぱく質がどうしても不足します。前述のように、バランスが大事。**主菜、副菜も考えて献立を立てていきましょう。**献立としては、みそ汁のほかに、ごはんなどの炭水化物、そして主菜のたんぱく質、副菜のおかずがあるのが理想です。

たとえば、みそ汁を作ったらごはんを炊き、魚を焼いて、ゆでたホウレンソウ

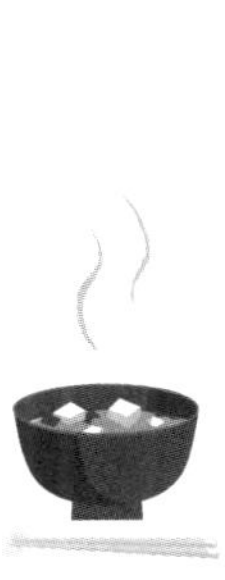

でおひたしを作ったり、野菜や海藻たっぷりのサラダを用意するというのが理想的です。

みそ汁以外に何品も作る必要はありません。がんばりすぎないのが長続きさせるコツです。

そして、余裕があれば、次の日も食べられるように量を多くしておく。作り置きがあれば時短につながります。

また、みそ汁で水分を摂りすぎてしまうと、水をたっぷり飲めなくなる可能性があります。

人間（成人）の体重の約6割は水で占められています。ですので、水自体をしっかり摂る必要があるのです。みそ汁は適量にとどめて、あくまで〝献立の一部〟として考えるようにしましょう。

みそ汁習慣をめぐるQ＆A

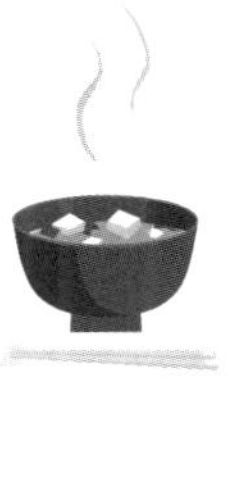

さてここでは、私のもとによく寄せられる疑問・質問にお答えしていきますね。

Q. みそやだし、安心安全な素材を選ぼうとは思うのですが、どれも値段が高く感じて躊躇してしまいます……。

A. 多くの方は、最初はそう思ってしまうかもしれません。でも、私も同様にそこからのスタートで食生活を見直し、体も心も変わったという実感が得られてからは、値段が高いとは思わなくなりました。**安価な食品には何かしらのリスクが伴うことが多いと感じるようになった**のです。

使われている原材料に添加物が入っていたり、農薬や薬剤を使い大量生産できるような仕組みが背景にあったり、人工的な設備の中で育ち、動物であれば放牧されていない、植物であれば太陽の恵みを受けていない、遺伝子操作された種を使って育てていたり……と挙げだすとキリがありません。

今、食べているものが、「未来の自分」の体と心を作っていきます。

体調を崩してしまって病院に通う時間、薬代、仕事などを休む時間、そして不安や心配な気持ちを、軽減できたらうれしいですよね。

自分や自分と関係する周囲の人たちの癒し、体の健康やメンタル・サポートが、みそやだし、安心安全な素材で実現するとしたら、とても安上がりではないでしょうか。

Q. みそ汁の作り置きはできますか？　何日くらい持ちますか？

A. 作り置きはできます。ただし、**だしの風味を保つために翌日には食べきるのがおすすめ**です。特に夏場は室温も上がって傷みやすくなるので、冷蔵保存しておいて、（沸騰させない程度に）温めなおして食べると良いでしょう。

Q．だしは市販の「だしパック」を使っています。やはり昆布とかつお節などの素材を使ったほうが良いのでしょうか？

A．昆布とかつお節というシンプルな素材を使い、お財布にも優しいことを優先するのであれば、そのままの素材から。一方、市販の無添加の天然だしパックは味に深みが出たり、いつもと違う味が出せるのが魅力ですが、それなりにコストもかかりますよね。なので、**私は両方使いしていますよ。**

Q．普段は、ワカメと豆腐のみそ汁くらいしか作っておらず、いつも同じような具です。どんな素材を入れたら良いのでしょうか？

A．冷蔵庫にある余り食材も活躍しますよ！　意外な具がみそ汁に合うこともよくあります。本書でたくさんのレシピをご紹介していますので、ぜひ参考にしてみてくださいね。

Q．朝に、みそ汁とごはんを取り入れたいのですが、朝食自体を体が受け付けなくて……。

A．お腹が空かない、胃が受け付けない、朝起きられなくて作る時間がないというご相談はとても多いです。かく言う私も、〝朝食にはパン〟という生活を30年以上続け、一番元気なはずの20代から朝はいつも体がだるくて胃が重かったので、最初は食べる気がしませんでした。

そこで、ファーストステップのご提案がです。**みそ汁やごはんの作り置きを前日にしておく。まずは具なしの〝みそ汁の汁〟だけでもいいのでスタート**し、とにかく〝朝食を食べる時間〟を設けること。

すると、少しずつ朝食が食べられるようになり、代謝が上がり、ドカ食いやモヤモヤ食べが減り、睡眠の質も上がり、朝スッキリ起きてお腹が空くようになります。

Q. みそ汁は、夜に食べても良いでしょうか？

A. みそは砂糖も油も不使用で、植物性の発酵食品です。なので、**みそ汁はいつ食べても大丈夫です。**

Q. レシピなしでも、〝だいたいの分量〟で作りたいです。そのコツは？

A. **何度も同じものを作ること、そして、調理の過程で味見をすることがレシピなしで作れるようになるコツです。**

そのためには、加工されたものではなくできるだけ自然に近い味の素材を取り入れ、味、香りの変化を敏感に感じられるようになるということも大事です。

Q. みそを余らせがちです。みそ汁以外で使う方法（レシピ）はありますか？

A. **一番シンプルな方法は、野菜のディップです。**みそをキュウリ、セロリ、ニンジンなどの野菜スティックにつけて食べる。お酢やはちみつと混ぜたり、クリームチーズと合わせたりすると味の変化も楽しめます。
　肉や魚のみそ漬け（身が柔らかくなる）、ワカメやホウレンソウの酢みそ和え、みその煮込み、スープやカレーなどのコク出しにも使えますよ！

Q. 正直、手作りは疲れるし、面倒だなと思ってしまいます……。

A. 私も最初はそう思っていました！　でも、学びに行き知識をもって実践したら、おいしくて感動しました。食べる人のことを想い、自分を癒し、心がホッとする。手作りは、愛情を伝える最高のツールです。食材を育ててくれる生産者の温かい想い、それを選び、食べる人のことを想って作る愛情、おいしい食べ物を食べられる感謝の気持ちを感じられるようになりました。

どんなに疲れていても、嫌なことがあっても、食べた人が癒されるのが手作り料理の魅力。私は「料理は瞑想」だと思っています。

Q．この本のレシピは、分量や、食材の組み合わせなど完全にレシピ通りに作らないといけませんか？

A．本書のレシピは「できるだけ手軽に」「少ない材料で」「毎日続けられる」「栄養素の知識も学べる」といった配慮をして考案しました。

たとえば、**みその分量はあくまでも目安です。**メーカーや種類によって塩分量や風味も違うので、分量はご自身で味見をしながら調整していただくのがよいと思います。

また、**食材の組み合わせやトッピングも、アレンジ自在です。**ぜひ、あなただけの「これ！」という特別な一杯を、日々の生活で見つけて楽しんでいただけたらうれしいです。

そして、「こんな組み合わせがおいしかったよ！」という感想やおすすめがありましたら、私のＳＮＳへのダイレクトメッセージで教えていただけたら飛び上がって喜びます♪

ぜひいっしょに手作り、「みそ汁習慣」を楽しみましょう！

3章

まずはこれ！
保存食や余り物で
みそ汁を作ってみよう

いよいよここからは、
未病栄養コンサルタントとっておきのレシピをご紹介。
ファーストステップは、保存のきく「乾物」や、
スーパーやコンビニでも気軽に買えて常備しやすい
「卵」「納豆」「豆腐」「豚肉」などをメイン具材に。
みそ汁作りで具材を余らせてしまったら、
おかずへの活用も試してみてくださいね。

切り干し大根のみそ汁

カルシウム　鉄分　食物繊維　肩こり・腰痛改善　疲労感・動悸改善　便秘改善

【　材料　】
※２人分

だし……………300cc
みそ……大さじ3/4〜1/2（みその塩分量により加減）
切り干し大根……………大さじ2
ワカメ………大さじ2
トマト・くし切り3〜4かけ
かつお節…………適量

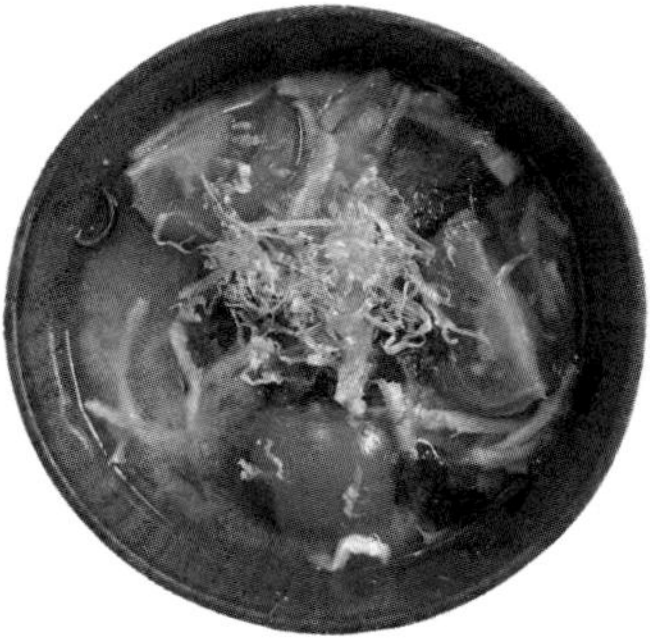

だしに、水でさっと戻し水気を切った切り干し大根と、水に戻し一口大に切ったワカメ、くし切りにしたトマト(皮つき)を加える。みそを溶き入れ、加熱する。お椀に盛り、かつお節でアクセントをつける

切り干し大根は少量でも栄養をたっぷり摂れる！

切り干し大根は江戸時代から食されている、大根をせん切りにして干したもの。干すことで栄養価が増し、**豊富なカルシウム、鉄分、食物繊維が含まれています。**

カルシウムは体内に最も多く存在するミネラル。血液や筋肉などすべての細胞に関わっています。不足すると骨量が減少することはよく知られていますが、実は、**肩こりや腰痛、イライラの原因にも。**鉄分は、酸素を全身の組織に供給する大事な役割をしています。**不足すると、疲れやすい、頭痛、動悸などの症状が出てきます。**特に月経のある女性は不足しがち。日本人の8割以上が鉄分不足と言われているので積極的に摂りたい栄養素です。

鉄の吸収を促すビタミンCが豊富で抗酸化作用が高いトマトとカリウム、マグネシウムなどのミネラル豊富なデトックス食材のワカメを加えることで、栄養バランスが整い、より旨味もアップ。トッピングのかつお節の香りも楽しみながら味わえる一杯です。

高野豆腐のみそ汁

たんぱく質　カルシウム　鉄分　ビタミン　ホルモンバランス　万能

【　材料　】

※２人分

だし……………300cc
みそ……大さじ3/4〜1/2（みその塩分量により加減）
高野豆腐…………1枚
ニンジン…………40g
長ネギ……………適量

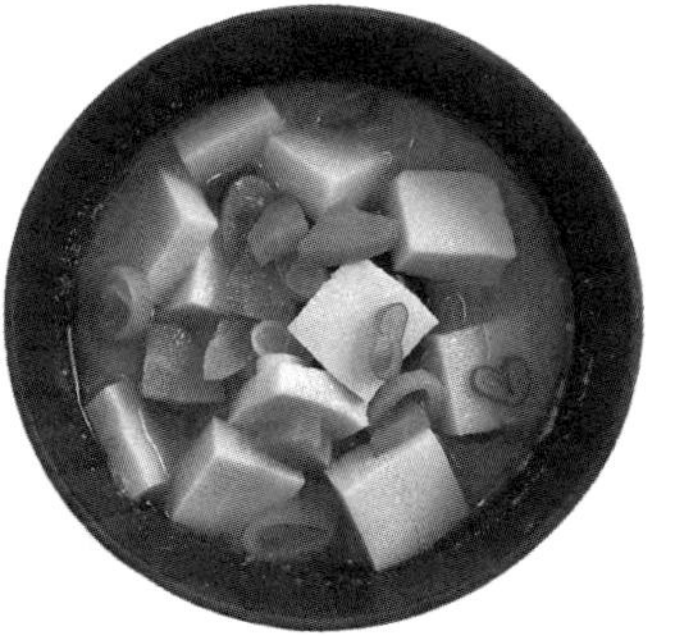

せん切りにしたニンジンをだしに入れ加熱。50℃くらいのお湯で５分ほど戻して一口大に切った高野豆腐、みじん切りの長ネギ、みそを加える

高野豆腐は栄養豊富なうえに保存性も汎用性も優秀

高野豆腐は、**ホルモンバランスを整える高たんぱく食材。**脂質の代謝を促進する大豆サポニンや、老化を予防するビタミンE、骨粗鬆症《こつそしょう》(骨がすかすかになる病気)を防ぐイソフラボン、そのほかにもカルシウム、マグネシウム、ビタミンK、鉄分、亜鉛、食物繊維も豊富です。特に、**アミノ酸含有量はアミノ酸飲料の平均の3~4倍を誇ります。**また、乾物なので水で戻すだけで食べられる手軽さもポイント。みじん切りにして料理にプラスしたり、サラダに使ったりと万能。ニンジンはβ-カロテンが豊富で免疫を高めたり、美肌にも欠かせない栄養素です。長ネギは体を温める作用が期待できます。

この一杯でたんぱく質、ビタミン、ミネラル、食物繊維もたっぷりと摂れて、代謝アップ&免疫アップに最適。高野豆腐といえば煮物、という固定観念を捨てて、ぜひ、みそ汁にも取り入れてみましょう。少し濃いめに味つけすると、味の染みた旨味たっぷりの高野豆腐が楽しめますよ。

ヒジキのみそ汁

鉄分 カルシウム 食物繊維 便秘改善 貧血改善 むくみ改善

【 材料 】

※２人分

だし……………300cc
みそ……大さじ3/4〜1/2（みその塩分量により加減）
ヒジキ（乾燥）……………大さじ2
鶏もも肉…………120g
塩……………１つまみ
梅干し…………小2個

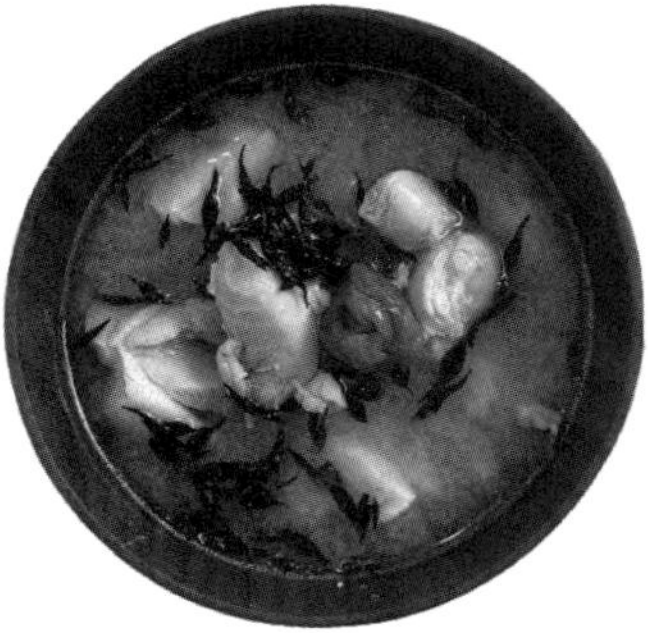

ヒジキは水で５〜10分ほど戻し、水気を切っておく。だしを中火で加熱し、一口大に切って塩で下味をつけた鶏もも肉、ヒジキを加える。鶏もも肉に火が通ったらみそを加え、梅干しをのせて完成

ヒジキは鉄分豊富！
鉄分は血液を作る大切な栄養素

鉄分が不足すると、疲れやすい、肩こり、動悸、貧血などの症状が出てきます。**ヒジキは鉄分が100g中7・7㎎ととても豊富**に含まれています。また、カルシウムが牛乳の約12倍、食物繊維がゴボウの7倍、マグネシウムがアーモンドの2倍も含まれています。**カルシウムや皮膚を健康に保つビタミンAも含まれている**ため、美容にもうれしい食品です。肉、チーズ、卵、大豆製品等のたんぱく質といっしょに食べると効率良く摂取できます。

ヒジキとの組み合わせ食材として、血や筋肉などを作るたんぱく質として鶏も肉を加え、コクと旨味をアップ。カルシウムの吸収も促します。梅肉を添えていただくと、さらに味の変化が楽しめますよ。

ヒジキをなかなか使い切れない、調理に困るというお悩みもよく耳にしますが、みそ汁に取り入れることで手軽に使うことができるのです。

キクラゲのみそ汁

ビタミンD　鉄分　食物繊維　ホルモンバランス　冷え改善　免疫力アップ

【　材料　】

※２人分

だし……………300cc
みそ……大さじ3/4〜1/2（みその塩分量により加減）
キクラゲ…………4枚
豚肉薄切り……4〜6枚
黒すりごま‥大さじ1

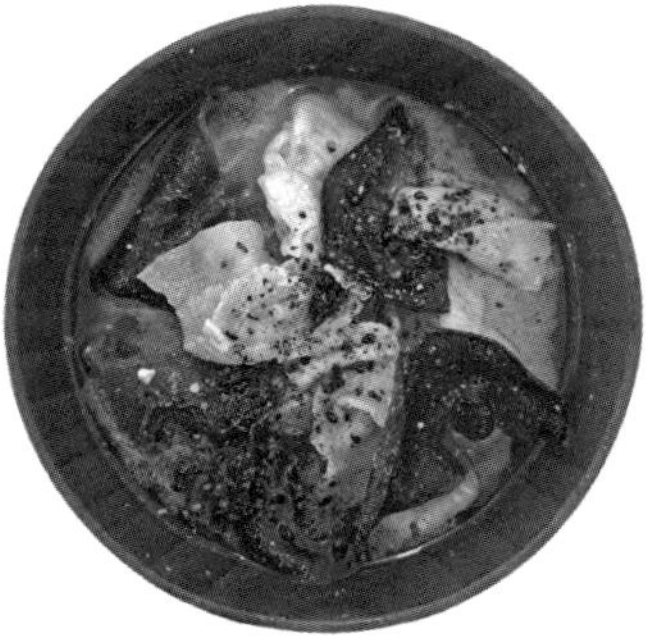

だしをひと煮立ちさせ、食べやすい大きさに切った豚肉と、水で戻しておいたキクラゲを入れる。豚肉に火が通ったら、みそを溶き入れる。お椀に盛り付け、黒すりごまをふる

コリコリ食感と豊富なビタミンDがキクラゲの魅力！

キクラゲはコリコリとした独特の食感が楽しめるキノコの一種。特にビタミンDが豊富です。**ビタミンDが欠乏したり不足したりした場合、「免疫低下」「風邪をひきやすい」「骨折しやすい」などの報告がされています。**

キクラゲは乾物が売られているので、水で戻すだけでOK。みそ汁には豚肉と合わせてコクと旨味をアップできます。さらに黒の食材、黒すりごまをプラスして、体をしっかり温めて整えます。

キクラゲの食感を存分に楽しめて、みそで仕上げることで他の具材とも調和しやすく、特に豚肉と相性が抜群です。

鉄分、食物繊維も豊富なキクラゲは万能食材。外国産は価格が安いのですが、身が薄く食感も乏しく、残留農薬の危険性も高いため、安全な環境で育ち、プリッとした肉厚な国産のものを取り入れましょう。

餅のみそ汁

炭水化物 亜鉛 カリウム 代謝アップ 疲労回復 冷え改善

【　材料　】

※２人分

だし……………300cc
みそ……大さじ3/4〜1/2（みその塩分量により加減）
切り餅……………1個
油揚げ……………1枚
のり……………適量
長ネギ、七味……少々

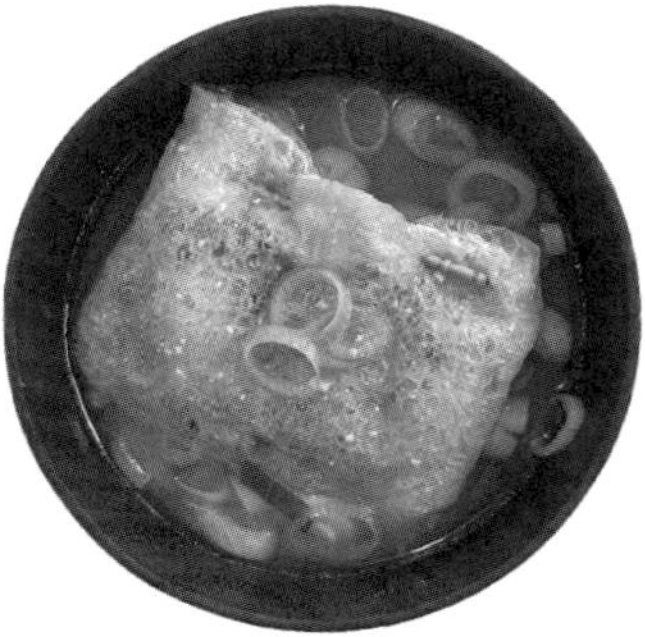

切り餅は、縦半分にスライスして分量外のみそを薄く塗る。餅の大きさに合わせてカットしたのりをのせる。油揚げを半分に切ってポケットを作り、中に餅を入れ、爪楊枝で留める【A】。だしに【A】と小口切りにした長ネギを加えて加熱し、火が通ったらみそを溶き入れて完成

白米1杯分のエネルギーをみそ汁で手軽に摂取

白いごはん軽く1杯と、切り餅2個がほぼ同カロリー。同じ量だけ食べても、餅のほうがゆっくりと消化吸収され、少しずつエネルギーに変わるので、**食べすぎを防ぎ、すぐにお腹が空いてしまうことを防いでくれる**メリットもあります。

なぜなら、餅の原料となるもち米にはアミロペクチンという消化酵素が含まれ、胃腸に留まる時間が長くなるから（白米の原料となるうるち米にはアミロペクチンは含まれません）。「お餅は太る」というイメージがあるかもしれませんが、**実はダイエットや代謝アップにとても効果的な食品**なのです。

餅はゆでるとドロドロになってしまいがちですが、油揚げで包めば汁物の中でも煮崩れせず、おいしくいただけます。油揚げの形に合わせて餅をカットするのがポイントです。また、餅にみそを塗り、のりをのせてから油揚げに入れることで餅に味がつき、のりとの相性も抜群です。

みそ汁と炭水化物が同時に摂れる便利なレシピです。

半熟卵のみそ汁

たんぱく質　アミノ酸　ビタミン　ホルモンバランス　疲労回復　代謝アップ

【　材料　】
※2人分

だし……300cc
みそ……大さじ3/4～1/2（みその塩分量により加減）
卵……2個
ジャガイモ……80g
青のり……少々

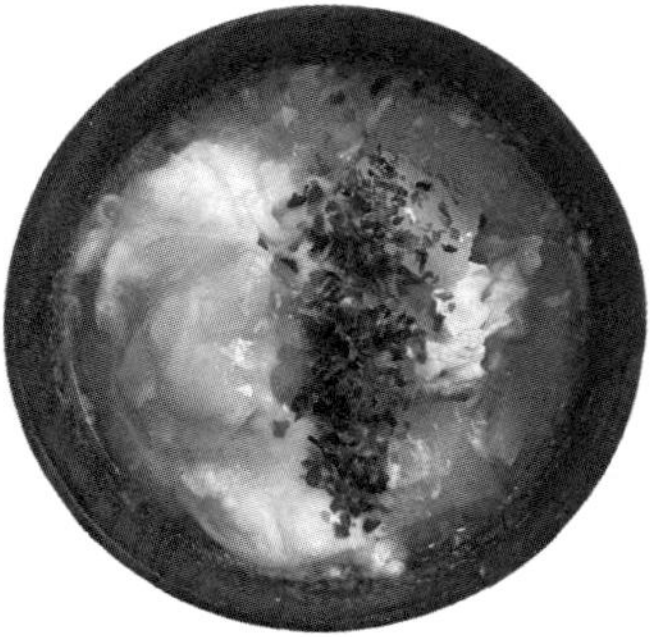

せん切りにしたジャガイモをだしに加えて加熱し、火が通ったらみそを溶き入れる。卵を割り入れ、半熟になったらお椀に盛り付け、青のりを加える

完全栄養食品の卵でホルモンバランスを整える！

卵はビタミンCと食物繊維を除くすべての栄養素が含まれている、とても栄養価が高い食材。卵にはヒヨコが生まれてくるために必要な栄養素がほぼ揃っているので〝完全栄養食品〟なのです。コレステロールはたんぱく質と脂質が結合したもので、性ホルモンの材料となります。卵には両方含まれているので、**ホルモンバランスを保つためにも適切な食材**と言えます。最も重要なのは、質の良い卵を食べること。どんな餌を食べて、どんな環境で育った鶏の卵なのか……ここをしっかり意識して選ぶと、体に入ったときにしっかり栄養となってくれます。

みそ汁に活用するときは、溶き卵もおすすめですが、半熟卵は色鮮やかで食感もバッチリ。そのまま鍋に割り入れるだけで洗い物も少なくて済みます。

ジャガイモを組み合わせることで、卵に含まれないビタミンCと食物繊維をたっぷりと補給。超完全栄養食のみそ汁に大変身します！（ジャガイモは加熱してもビタミンCが溶けにくいと言われています）

納豆のみそ汁

亜鉛　たんぱく質　食物繊維　ホルモンバランス　冷え改善　便秘改善

【　材料　】

※２人分

だし……300cc
みそ……大さじ3/4～1/2（みその塩分量により加減）
納豆……1パック
しょうゆ……少々
長ネギ……適量

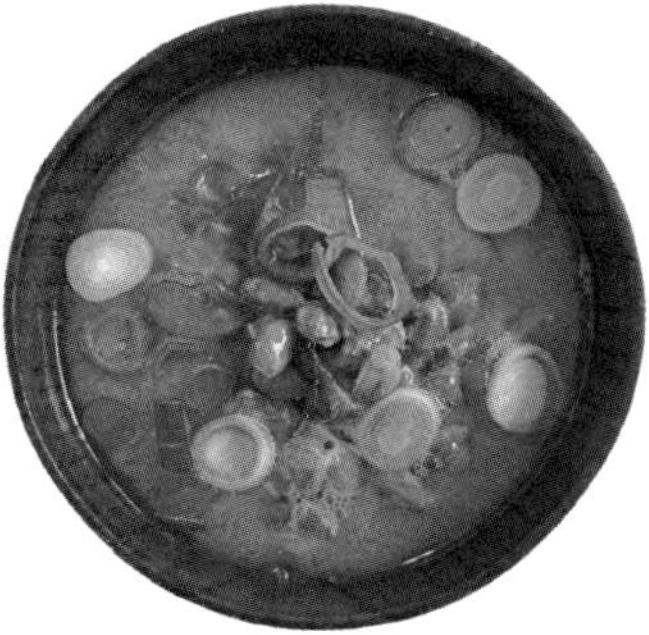

だしをひと煮立ちさせ、みそを溶き入れ、お椀に入れる。しょうゆで軽く味つけをした納豆、長ネギを加える。納豆はひきわり、小粒、大粒などお好みのものでOK

パック納豆をみそ汁に投入！
独特のとろとろ食感を楽しめる

納豆は冷蔵庫から出して冷たいまま食べるイメージがあるかもしれませんが、みそ汁に入れると温かく、とろりとした食感に変わり、体がポカポカします。**納豆は亜鉛が豊富に含まれる発酵食品**です。また、大豆から作られているため、たんぱく質、ビタミン、ミネラルも豊富に含まれており、妊娠しやすい体作りのためにもおすすめの食材。さらに、コロナウイルスは亜鉛不足がひとつの感染要因だとする医師や専門家もいます。納豆は、**私たちが健康を維持していくために必要な五大栄養素＋食物繊維を含むすごい発酵食材**なのです。

本書では長ネギも合わせたみそ汁をご提案。納豆にはひきわり、小粒、大粒、黒大豆など様々な種類がありますので、その時のお好みのもので楽しめます。

そのままみそ汁に入れるよりも、しょうゆで軽く下味をつけるのがポイント。付属のタレにはしばしば添加物が多く含まれているので、原材料をよくチェックして使ってくださいね。

豆腐のみそ汁

たんぱく質　植物性脂肪　カリウム　ホルモンバランス　代謝アップ　消化吸収

【　材料　】

※２人分

だし……………… 300cc
みそ…… 大さじ3/4～1/2（みその塩分量により加減）
豆腐…………………… 半丁
ワカメ……… 大さじ2

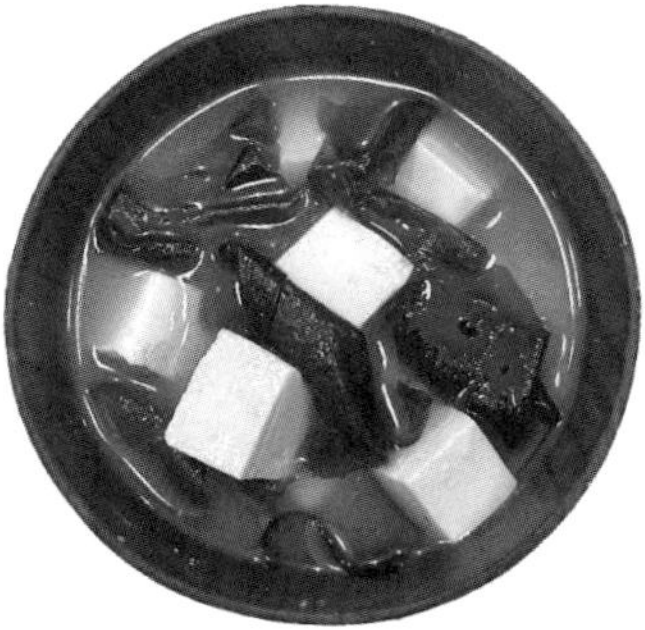

水で戻して２cm大に切ったワカメを、だしに加える。1.5cm角に切った豆腐、または手で大きめに崩した豆腐を入れ、火を通して、みそを溶き入れる(崩した豆腐は食感が変わっておすすめ！)。木綿豆腐でも絹ごし豆腐でも、お好みのものでOK

豆腐とワカメの組み合わせは理にかなっている！

大豆から作られる豆腐は、**植物性たんぱく質やビタミン、ミネラルを豊富に含みます**。また、**ホルモンバランスを整えるイソフラボン、コレステロール低下を促すサポニンも豊富**。質の良い脂肪分も含みます。

消化吸収が良いため、胃腸にやさしいのもうれしいポイントです。

一方で、豆腐には、発育や代謝を司る甲状腺ホルモンの原料ヨウ素を排出してしまうという欠点があるので、「海藻」と食べ合わせるようにしましょう。特にワカメがおすすめ。豆腐とワカメが昔からみそ汁の具として組み合わせられているのには、理由があったのです！

なお、豆腐は大豆とにがりのシンプルな素材で作られたものを選びましょう。ワカメは塩漬けになった生ワカメが、食感も栄養素もそのままで乾燥のものよりおすすめです。日本の伝統食材を大切に味わいたいものですね。

豚肉のみそ汁（豚汁）

たんぱく質 ビタミンB群 鉄分 冷え改善 代謝アップ 疲労回復

【　材料　】
※２人分

だし……………400cc
みそ…大さじ1（みその塩分量により加減）
豚バラ肉…………100g
コンニャク、長ネギ、レンコン、ジャガイモ、ニンジン、ダイコン、キノコなど…各20g
すりおろしショウガ……………………少々
ごま油……大さじ1/2

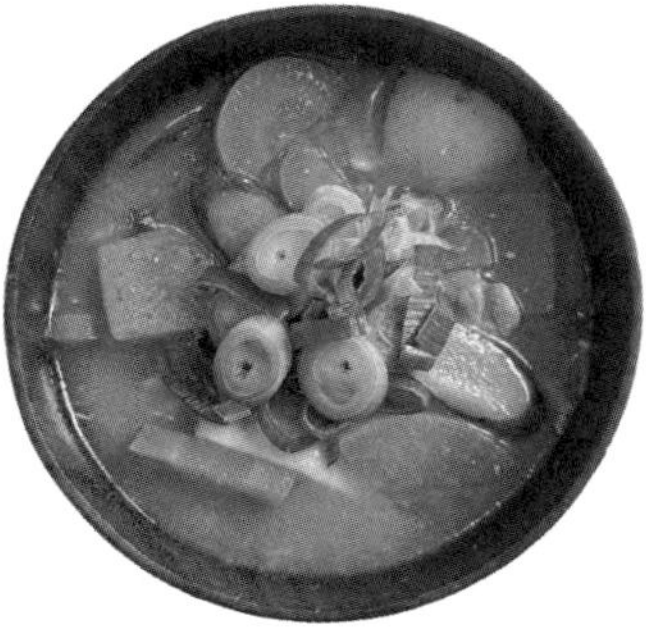

豚肉、野菜類は一口大に切り、ごま油をひいた鍋で炒める。だしとすりおろしショウガを入れて加熱し、みそで仕上げる。お椀に盛り付け、刻んだネギを散らす

冷え改善に最適！代謝を上げて疲労も回復できる

豚肉は、たんぱく質、ビタミンB群、鉄分、亜鉛などが含まれる食材。**疲れ、だるさ、運動のあとなどに効果的なビタミンB_1が多く含まれます。**

ビタミンB_1は糖代謝のビタミンや糖質をエネルギーに替えてくれるため、**代謝アップにつながり、冷え改善効果も期待**できます。

ビタミンB_1の代謝をサポートするのが「アリシン」という成分です。長ネギやニラ、ニンニクなどの薬効の高い食材に含まれます。これらの薬味をたっぷりと加えていただきましょう。

この豚肉のみそ汁（豚汁）一杯だけでも、おかずとして栄養バランスはバッチリ！　今回は根菜を多く入れましたが、ほかにも冷蔵庫の様々な余り野菜をたくさん消費できるのも、豚汁のうれしいポイント。

ぜひ大きめの器でたっぷり召し上がってくださいね。

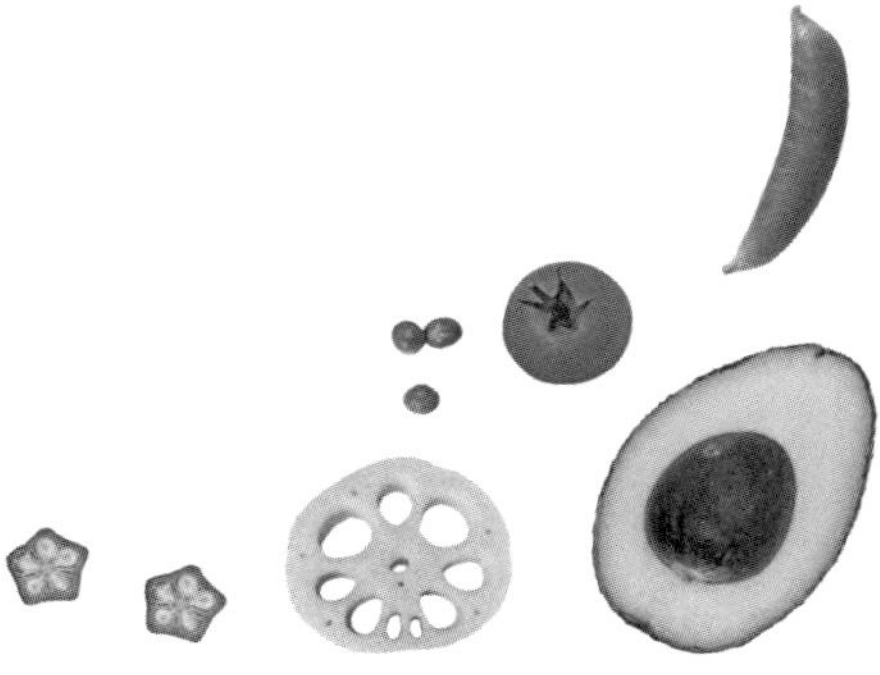

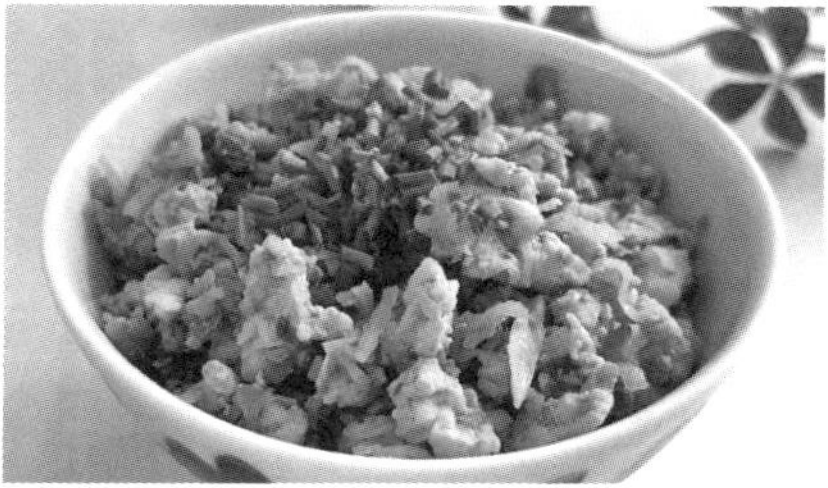

切り干し大根
の使い切り
レシピ

切り干し大根のそぼろ

【　材料　】※2〜3人分

切り干し大根	20g	酒	大さじ1
豚ひき肉	200g	しょうゆ	大さじ2〜3
ニンジン	1/4本	砂糖	大さじ1
シイタケなどのキノコ	2〜3枚	みりん	大さじ1

1 切り干し大根をたっぷりの水で戻しておく

2 水気を切った切り干し大根、ニンジンとキノコをみじん切りにする

3 フライパンでニンジン、キノコを炒め、豚ひき肉を加え、そぼろ状にする

4 切り干し大根、調味料をすべて加え、水分がなくなるまで火を通す

切り干し大根で栄養価アップ。小分けして冷凍すればお弁当の一品にもなります。ごはんやサラダ、卵焼きに混ぜるなど展開しやすいですよ。

高野豆腐の使い切りレシピ

高野豆腐と鶏肉の甘みそ煮

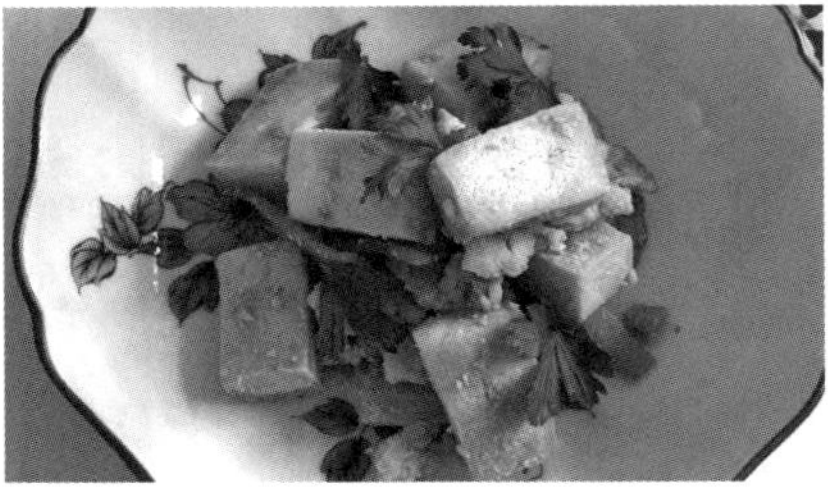

【 材料 】※2〜3人分

高野豆腐……3cm×5cm大 2枚
鶏もも肉……180g
ニンジン……少々
キノコ……適量
グリーンピースなど……適量
みそ……大さじ1
砂糖……大さじ1/2
しょうゆ、酒……各小さじ1/2
みりん……大さじ1/4
水……大さじ1

1 高野豆腐は水で戻して一口大に切っておく。鶏もも肉は一口大に切る。ニンジンは短冊切り、キノコは食べやすい大きさにほぐす

2 フライパンで鶏もも肉に焼き目をつけ、ニンジン、キノコ、グリーンピース、高野豆腐、調味料を加えて蓋をし、中火で1〜2分煮る

高野豆腐は味が染み込みやすい食材です。たんぱくな食感なので、味をしっかりめにつけてあげると食が進みますよ。

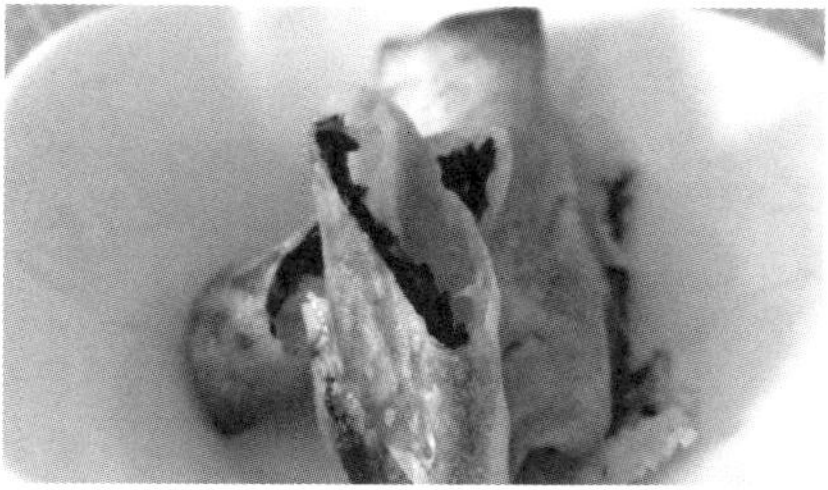

ヒジキの使い切りレシピ

ヒジキとチーズの揚げない春巻き

【 材 料 】※１〜２人分

ヒジキ(乾燥)……………大さじ2/3
ピザ用チーズ………適量
春巻きの皮……2〜3枚
油……………………少々

1 ヒジキを水で戻し、水気を切っておく
2 春巻きの皮を４等分に切る
3 春巻きの皮に１とチーズをのせて巻く。綴じ目を下にしてクッキングシートをのせた耐熱容器に並べる。油を表面に刷毛(ハケ)で塗る
4 ２２０℃のオーブンで６〜７分ほど、こんがり色づくまで焼く

ヒジキが苦手な人も、チーズと組み合わせて春巻きにすると食べやすい！ フライパンで少ない油で揚げ焼きするか、魚焼きグリルで焼いてもＯＫです。

キクラゲの使い切りレシピ

キクラゲと豚肉のオイスター炒め

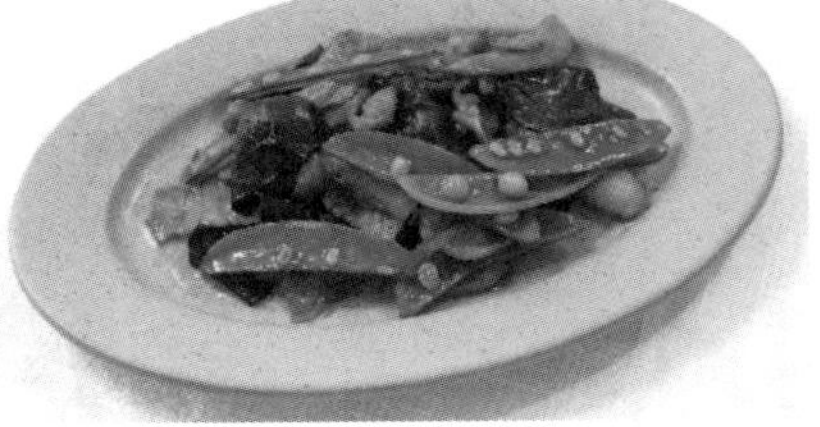

【材料】※２人分

キクラゲ……3〜4枚
豚バラ肉……100g
スナップエンドウ……4〜6本
オイスターソース、しょうゆ、酒……各大さじ1/2〜1

1 キクラゲは水で戻しておく。スナップエンドウは筋を取って半分に裂き、２分ほどゆでておく。豚バラ肉は一口大に切っておく

2 フライパンを火にかけて豚バラ肉を入れて炒める（油なしで豚バラ肉から出る油で炒める）

3 色が変わってきたらキクラゲを加え、オイスターソース、しょうゆ、酒で味つけし、スナップエンドウを彩りに加える

キクラゲをたっぷり食べられて好評。豚肉入りでボリューム満点、ごはんが進む一品です。

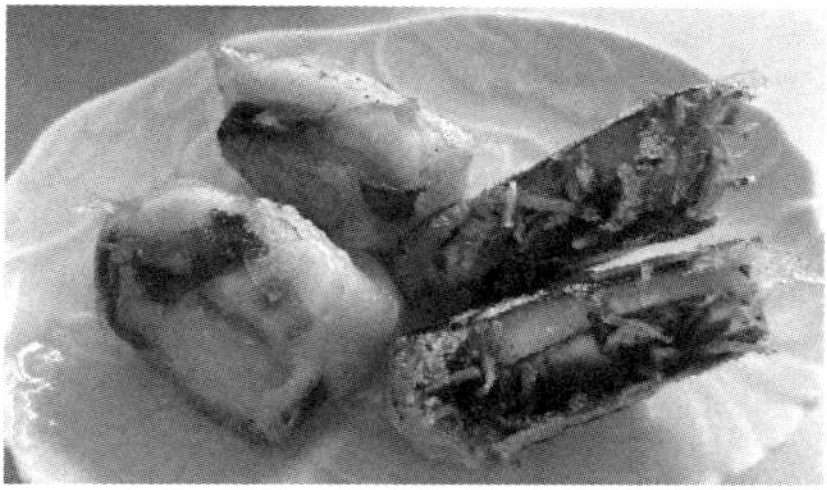

餅
の使い切り
レシピ

餅のミルフィーユサンド

【　材　料　】※2～3人分

切り餅……………2～3個
春巻きの皮またはライスペーパー………2～3枚
ジャコ、チーズ、のり、明太子、大葉、緑の野菜など…………適量
きな粉、砂糖、シナモン、焼き芋、バナナ、あんこなど………適量

1　切り餅はできるだけ2～3㎜厚で、縦長にカットしておく

2　ライスペーパーは濡らしておく

3　具を手前から　**【塩系の場合】**のり⬇大葉⬇餅⬇その他の具⬇のり　の順で並べる。**【甘系の場合】**餅⬇お好みの具⬇シナモンシュガー、きな粉など　の順で並べる。春巻きの皮は具をのせ縁に水をつける。これをふんわりと包む

4　フライパンに少量の油をひき(春巻きの皮の場合はやや多め)、両面に焼き目をつける。中の餅が膨らんだら完成

餅といっしょに色々な具材を包んでパクッと！

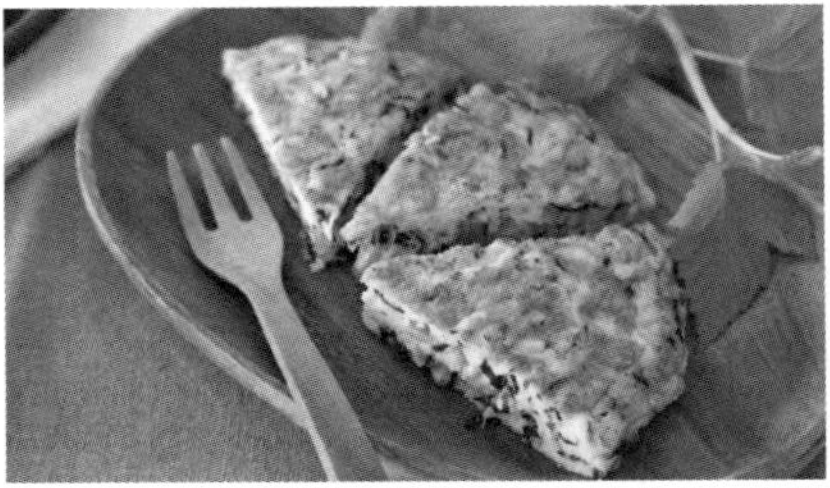

卵
の使い切り
レシピ

鉄分たっぷりオムレツ

【　材料　】※3～4人分

卵……………4個
ヒジキ(乾燥)…大さじ1
小松菜……………1/2束
切れてるプロセスチーズ……………4枚
ツナ……………1缶
オリーブオイル……………大さじ2
塩……………小さじ1/2
バター……………少々

1 小松菜をみじん切りにし、バターを入れたフライパンで炒め、取り出す

2 ヒジキを水で戻す。ツナは水気を切る。プロセスチーズは5~8㎜角に切る

3 ボウルに卵を溶き、1・2を加え塩をふる

4 小さめ(直径18㎝程度)のフライパンにオリーブオイルをひき、3を流し入れて焦げ目がついてきたら、お皿に焼いた面が上になるようにいったん移す。スライドさせてフライパンに戻し、もう片面にも焼き目をつける

鉄分豊富な食材を集めてオムレツに。お好みでケチャップをかけてどうぞ!

納豆
の使い切り
レシピ

めかぶ納豆、納豆そば、美人丼

めかぶ納豆

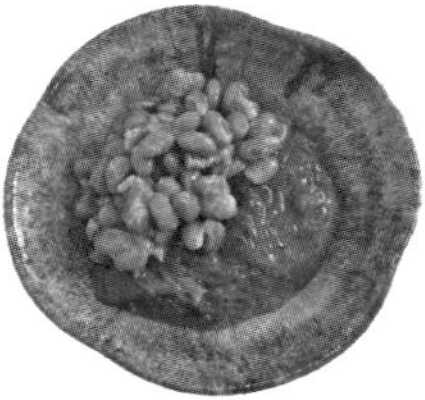

納豆とめかぶ、しょうゆを混ぜ合わせ、ごはんのお供に。胃腸をきれいにする、消化の良い組み合わせです。炭水化物を摂る前にこれを食べると、血糖値の上昇が抑えられますよ。

納豆そば

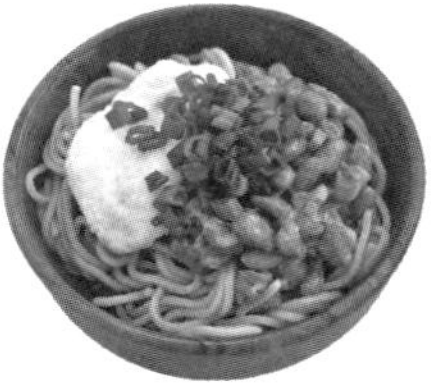

そばに納豆をトッピング。とろろも合わせるとよりヘルシーに。そばにはルチンというポリフェノールの一種が含まれ、カロリーも低いうえ食物繊維やたんぱく質も含みます。ツルッと食べやすいヘルシーメニューです。

美人丼

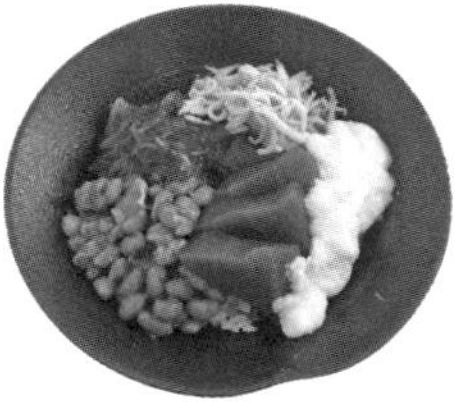

ごはんに納豆、マグロの刺身、しらす、とろろ、めかぶ、生卵や半熟卵などをのせ、しょうゆを垂らして。消化に負担の少ない食材ばかりで、油や砂糖を使わず、低脂質。たんぱく質も豊富です。疲労回復、お通じ、美肌に！

豆腐の使い切りレシピ

みそとしょうゆで作るシンプル麻婆豆腐

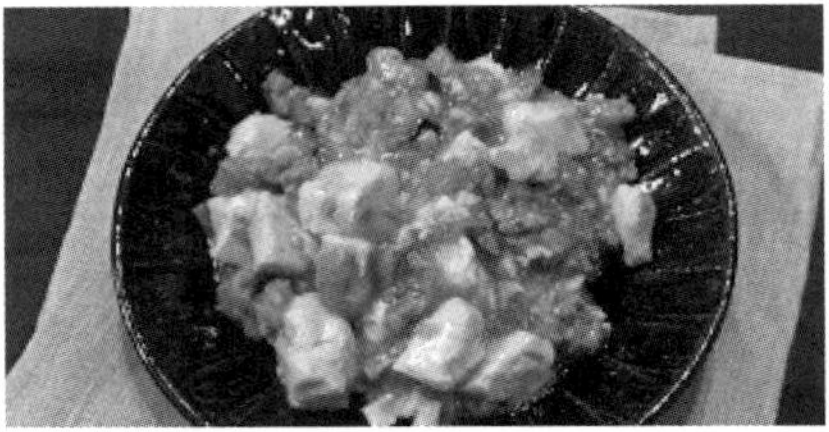

【材料】※２～３人分

豆腐……1丁
豚ひき肉……300g
長ネギ……1本
ショウガ……1かけ
シイタケ……2～3個
ごま油……適量
鶏ガラスープ……250cc
しょうゆ、みそ……各大さじ1～
砂糖……小さじ1
塩……小さじ1/2
コショウ……少々
水溶き片栗粉……大さじ1.5（水と同量）

1 長ネギとショウガをみじん切りにし、ごま油少々をひいたフライパンで炒める

2 豚ひき肉を加えて炒め、５㎜角に切ったシイタケを加える。鶏ガラスープを加え、調味料を加え、味を調整する

3 １㎝角に切った豆腐を加え、水溶き片栗粉でとろみをつける

4 お皿に盛り付け、お好みでラー油や一味で辛味を加える

身近な調味料で作れる麻婆豆腐。みそは味わいを豊かにしてくれるので、おかずにも積極的に使ってみてくださいね。

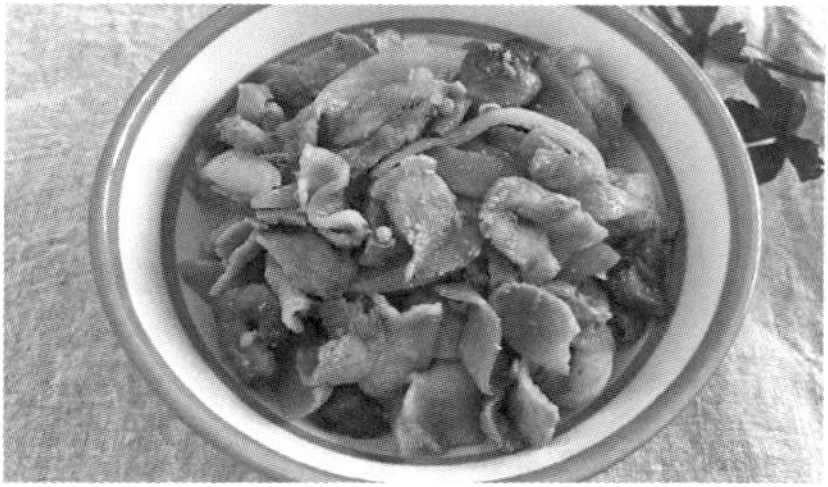

豚肉
の使い切り
レシピ

野菜たっぷり豚丼

【 材料 】※2人分

豚肉……200g
玉ネギ……1個
ニンジン……1/3本
キノコ……適量
酒……大さじ1
しょうゆ……大さじ1と1/3
みりん……大さじ1/2
砂糖……大さじ1
すりおろしショウガ……1かけ

1 玉ネギは縦半分に切ってから薄切りに。ニンジンは薄い短冊切りにする。キノコは石づきを切り落としてから食べやすいサイズにカットしておく

2 フライパンに油をひき、1を中火でじっくり炒める

3 しんなりしてきたら、豚肉を加えて炒め、調味料で味をととのえる

受講生の皆さんから大好評、野菜たっぷりで栄養バランスのとれた豚丼です。ショウガの風味で食欲アップ！　豚肉を牛肉にアレンジしても美味です。

4章

安心感あり！定番野菜のみそ汁を作ってみよう

ここでは、野菜をおいしくいただけるレシピをご紹介。
比較的、通年で入手しやすく
初心者もトライしやすい〝定番的な野菜〟を
メイン具材にしていますが、
旬も考慮して選べると栄養面でベターです。
使い切りおかずも要注目！
おしゃれなサラダやスープも、驚くほど簡単に作れますよ。

カブのみそ汁

ビタミンC　鉄分　冷え改善　免疫力アップ　貧血改善

【　材料　】

※２人分

だし……………300cc
みそ……大さじ3/4〜1/2（みその塩分量により加減）
カブ……………………1個
長ネギ……………適量
油揚げ…………1/2枚

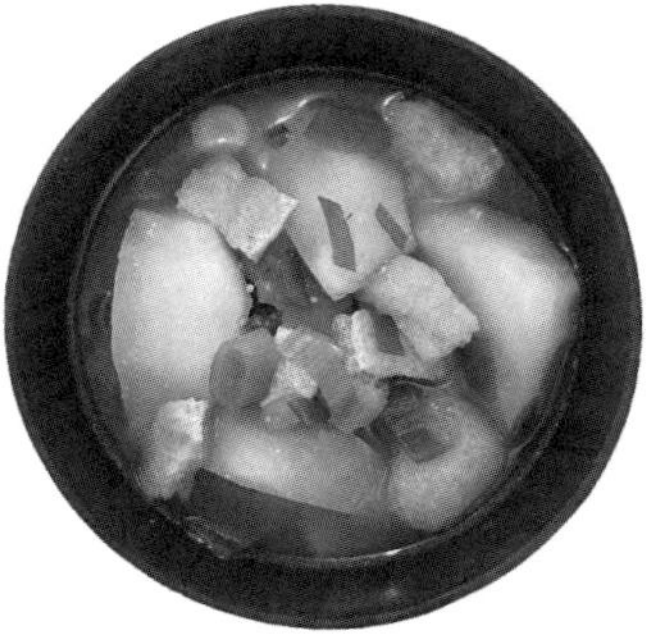

だしに、皮をむいて、くし切りか好きな幅にスライスしたカブ、１口大に切った油揚げを入れる。ひと煮立ちさせてから、みそを溶き入れる。長ネギを加え完成

冷え改善！　胃腸の働きをサポートし免疫アップする冬野菜

カブは、スライス、くし切り、すりおろし、どんな切り方でもおいしくいただけます。

カブには**抗酸化作用のあるビタミンCや貧血を予防する鉄分が豊富に含まれています。**ビタミンCの抗酸化作用は血流改善効果もあり、冷え改善にも最適。免疫力を高める働きもあるので、インフルエンザ予防、風邪予防などにも有用な食材です。

しかも火が通りやすく、でも崩れにくく、味も染み込みやすい食材。なので、みそ汁やスープ、煮物にも使えて万能です。

本書では油揚げも加えて、たんぱく質をプラス。ネギで彩りと代謝をアップ。コクも満足感も高い、胃腸に優しいみそ汁になります。

なお、**葉の部分も栄養たっぷり**なので、細かく刻んでみそ汁に加えても良いですし、ごまやジャコといっしょに混ぜて、ふりかけにするとおいしいですよ。

カボチャのみそ汁

食物繊維　β-カロテン　ビタミン　抗酸化作用　免疫力アップ　便秘改善

定番野菜

【　材料　】

※2人分

だし……300cc
みそ……大さじ3/4〜1/2（みその塩分量により加減）
カボチャ……30〜40g
蒸し大豆や水煮大豆……大さじ2
乾燥カボチャの種……適量

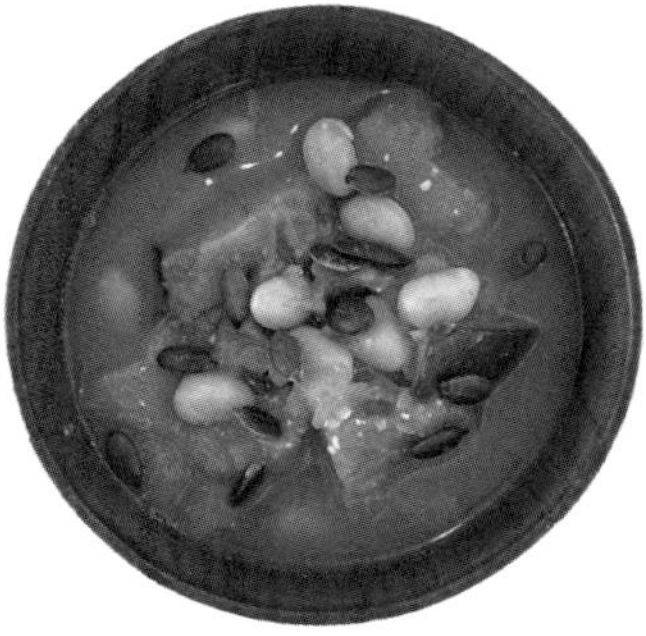

カボチャは、皮つきのままワタを少し残して5mm幅の一口大に切る。鍋のだしに入れて加熱し、火が通ったら蒸し大豆または水煮大豆を加え、みそを溶き入れる。お椀に盛り付け、ドライのカボチャの種をトッピングする

栄養豊富な緑黄色野菜の代表格
カボチャをみそ汁に

カボチャにはβ-カロテンをはじめ、ビタミンB_1、B_2、C、カリウム、カルシウム、**鉄分などがバランスよく含まれています。**食物繊維も豊富なので便秘改善にも最適。**高い抗酸化作用（がん予防、粘膜の強化、風邪予防）、免疫力アップ、高血圧予防、目の疲れ回復、アンチエイジング、美肌効果が得られます。**

ワタの部分は、実の2倍の食物繊維を含んでいるので少し残して種を取りましょう。**種は高たんぱくで、ミネラルやビタミン類、不飽和脂肪酸も豊富。**低血圧症や貧血の人にピッタリな食材です。スーパーのナッツ売り場にはドライのカボチャの種がありますので、ぜひ使ってみてくださいね。本書ではみそ汁のトッピングとして使い、食感も楽しめるようにしました。

大豆は乾燥のものから調理すると手間がかかってしまうので、便利な蒸し大豆（レトルトパウチ）または水煮（缶詰）を使用。良質な植物性たんぱく質も手軽に摂れる一杯に仕上げました。

キノコのみそ汁

ビタミンD　食物繊維　便秘改善　ダイエット　免疫力アップ

【　材料　】

※２人分

だし……………300cc

みそ……大さじ3/4～1/2（みその塩分量により加減）

お好みのキノコ（シイタケ、シメジなど）……………適量

のり……………適量

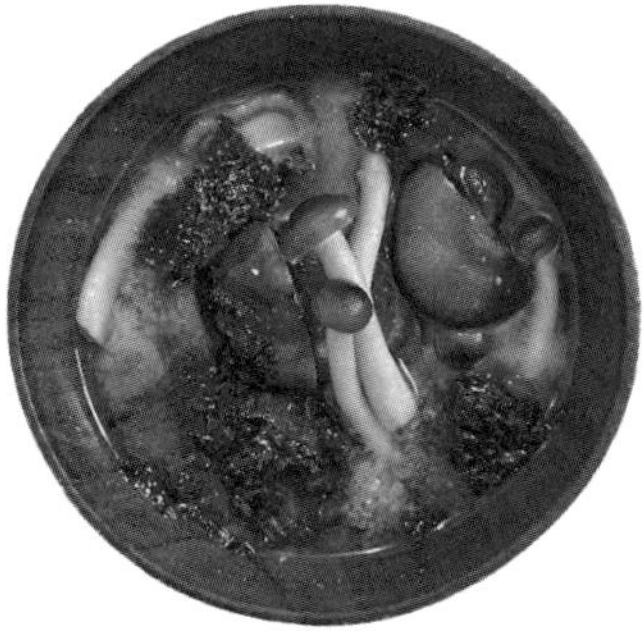

だしにお好みのキノコを入れ、中強火で３～４分加熱。火を弱め、みそを溶き入れる。お椀に移し、のりをトッピングして完成。キノコはシイタケ、シメジ、エノキが味にクセがなく食べやすいのでおすすめ

ビタミンDが豊富！
歯触りもよく食べごたえ十分

キノコには、免疫や骨の形成に関わるビタミンDが豊富に含まれます。ビタミンDが欠乏したり不足したりした場合、「免疫低下」「風邪をひきやすい」「骨折しやすい」などの報告がされています。ビタミンDは、1日15～30分、太陽光を浴びることでも体内で生成されます。日照が少なくなる冬や梅雨の時期には、食品で補うよう意識するのがポイントです。

キノコは種類が実に豊富！ **歯ごたえもあり、食物繊維も含まれ、低カロリー。**みそ汁に入れると、食べごたえがありヘルシーなので、ダイエットや代謝を上げるのにもおすすめです。なお、キノコ類は冷凍したり乾燥させたりするとさらに栄養価がアップすると言われています。

本書では、普段の食事でも取り入れやすいシイタケ、シメジ、エノキを使っていますが、香りやより深い旨味を楽しみたい時はマイタケ、こりこりとした食感を楽しみたい時はエリンギなども、ぜひ試してみてください。

ゴボウのみそ汁

食物繊維　ミネラル　葉酸　便秘改善　免疫力アップ

【　材料　】

※２人分

だし……………300cc
みそ……大さじ3/4～1/2（みその塩分量により加減）
ゴボウ……………60g
フライドオニオン……………適量

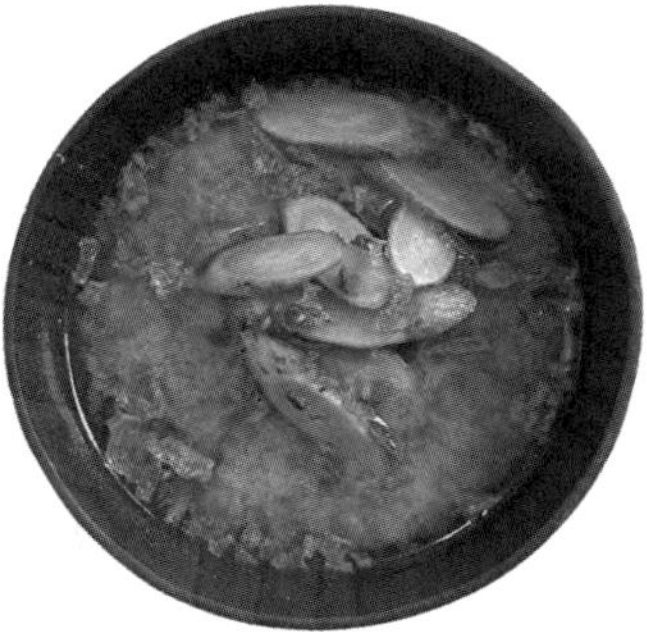

食べやすい大きさに切った(薄切り、または、せん切り)ゴボウを、だしに入れ加熱。柔らかくなったらみそを溶かし入れる。フライドオニオンをトッピングして完成

ゴボウは食物繊維の宝庫！便秘解消と整腸に役立つ

ゴボウと言えば、まず食物繊維が豊富。ほかにもイヌリンという食物繊維に含まれる炭水化物の一種がたくさん含まれていて、**血糖値を改善する働きや、ビフィズス菌の生育を促し整腸効果をもたらす**と言われています。便秘が解消されて腸内環境が整うと免疫アップにもつながり、体に必要な栄養素も吸収されやすくなります。そして、**カリウム、カルシウムなどのミネラル、葉酸も豊富。**カリウムは体の老廃物をデトックスする働きがあり、カルシウムは骨の強化、精神安定にも効果がある栄養素です。

葉酸は妊娠前後に特に意識して摂取したい栄養素。胎児の脳や神経を作るのに不可欠な栄養素であり、先天異常の多くが妊娠直後から10週以内に発生するため、妊娠前から摂取することが推奨されています。妊活中ではなくても、葉酸が不足すると貧血、舌や足のしびれ、味覚異常等が出やすくなるとされ要注意です。

みそ汁では、乱切りや輪切りなど少し大きめに切って使うのも美味ですよ！

サトイモのみそ汁

食物繊維　ビタミンB　カリウム　高血糖改善　便秘改善　むくみ改善

【　材料　】

※２人分

だし……………300cc
みそ……大さじ3/4〜1/2（みその塩分量により加減）
サトイモ………小2個
キノコ……………適量
ネギ………………適量
すりごま……小さじ2

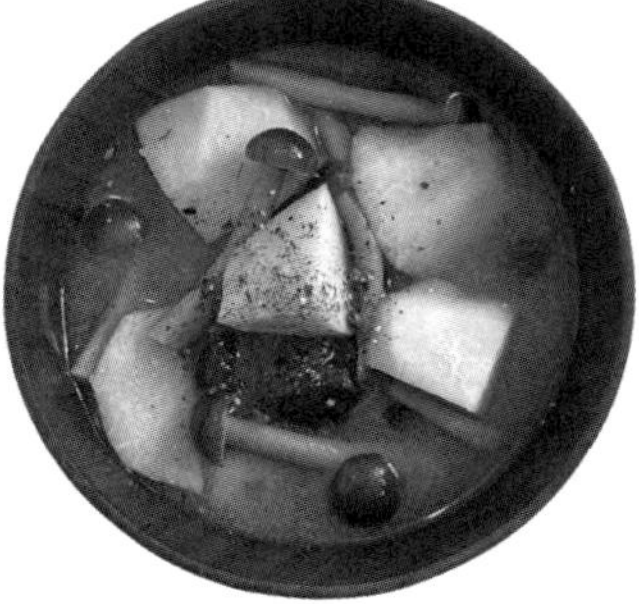

サトイモは皮ごと蒸して皮をむき、一口大に切る。お好みのキノコといっしょにだしに入れて加熱し、みそを溶き入れる。ネギを加え、すりごまをトッピングする（サトイモは皮をむいて包丁で一口大に切ったものをだしでゆでてもOK。ただし、皮ごと蒸すと皮がツルリとむきやすい）

サトイモの食物繊維とカリウムでデトックス！

サトイモ特有のネバネバには、ガラクタンという栄養素が含まれています。これは食物繊維の一種で、**腸内環境を整える整腸作用があります。**便秘に悩む人には、ぜひ取り入れていただきたい野菜です。

また、ガラクタンのほかに、コンニャクの主成分とも言われるグルコマンナンという食物繊維も多く含まれています。これはガラクタン同様、**血中コレステロールの低下や血糖値の上昇予防に効果があります。**

同じイモ類のジャガイモやサツマイモには、水に溶けづらい不溶性食物繊維が多く含まれるのに対し、サトイモはイモ類の中では珍しく水溶性食物繊維を多く含みます。サトイモを調理する際に特有のネバリが出るのは、この水溶性食物繊維が水に溶け出すからです。

ほかには、ミネラル分のカリウムが多く含まれています。**体内の過剰な水分を排泄する作用があり、むくみの予防に効果があります。**

みそ汁では、歯ごたえの楽しいキノコと組み合わせて満足感のある一杯に。

ナスのみそ汁

ポリフェノール　食物繊維　カリウム　免疫力アップ　便秘改善　むくみ改善

【　材料　】
※２人分

だし……………300cc
みそ……大さじ3/4〜1/2（みその塩分量により加減）
ナス……………100g
すりおろしショウガ・少々
大葉……………1枚
ごま油………大さじ1

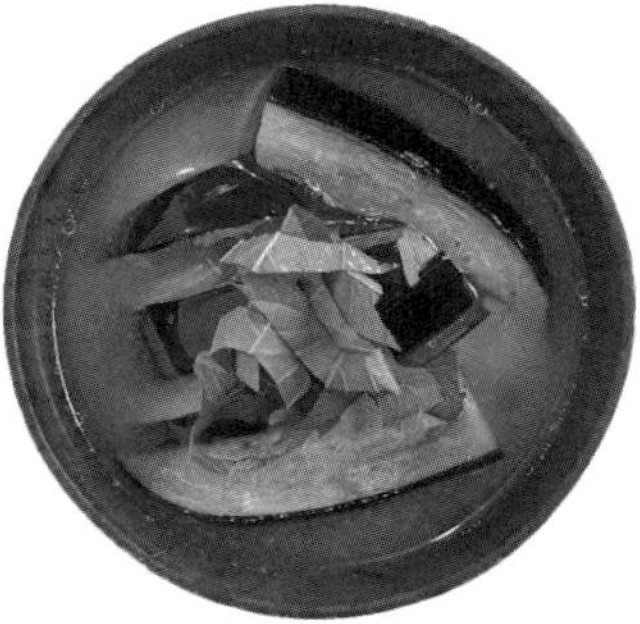

ナスは横半分に切ったあと、縦半分に切り、くし形にする。皮の部分には包丁で数か所５mmほど切れ目を入れる。熱したフライパンにごま油をひき、ナスにじっくりと火を通す。少しとろっとしたらお椀に移す。そこに、みそを溶いただしを加え、すりおろしショウガ、大葉をトッピングする

抗酸化作用で血液サラサラ！動脈硬化や高血圧の予防に

ナスは食物繊維や鉄分を含み、カロリーも低いダイエット食材です。また**カリウムを多く含むため、血圧を下げたり、むくみを取ったり、血液をサラサラにする効果**が期待できます。これは高血圧、動脈硬化、脳卒中といった生活習慣病の予防にも大事な栄養素です。

また、漢方では〝体を冷やす食材〟とされ、体の余分な熱を冷ます役割があると言われています。できるだけ加熱したり、体を温めるショウガやネギといっしょにいただくようにしましょう。

なお、みそ汁に生のまま入れると色が悪くなってしまいます。ナスの皮の部分に包丁を入れ、裏面・表面を油で焼いて火を通したものを食べる直前にみそ汁に入れるのがベターです。また、ナスニンというポリフェノールの一種が紫色の皮に含まれています。**ポリフェノールは抗酸化作用がとても高く、美肌、免疫アップ、代謝アップに効果的。**皮もできるだけ食べるようにしましょう。

ニラのみそ汁

ビタミンC　アリシン　食物繊維　抗酸化作用　冷え改善　便秘改善

【　材料　】

※２人分

だし……300cc
みそ……大さじ3/4〜1/2（みその塩分量により加減）
ニラ……2本
豚肉薄切り……60g
すりおろしショウガ……少々
油……少々

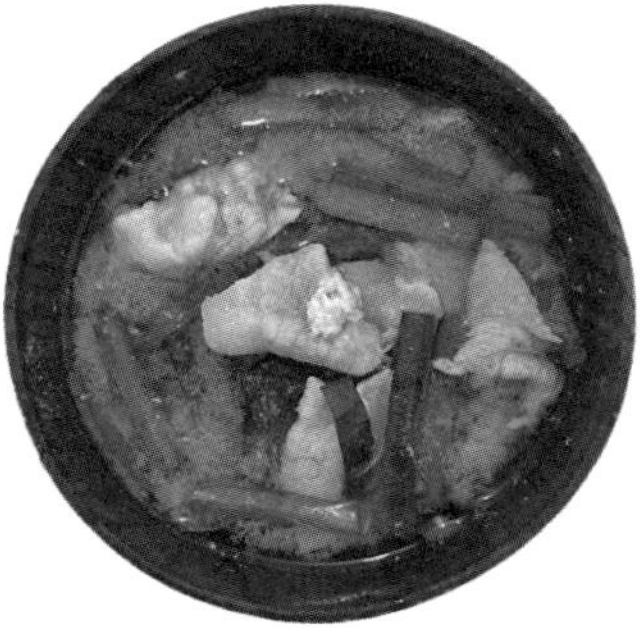

油をひいた鍋で豚肉を炒める。色が変わったらだしを入れ、ひと煮立ちさせる。２cmに切ったニラを加え、みそを溶き入れたあとにすりおろしショウガを加えて完成

ニラは抗酸化作用、冷え改善、免疫アップに効果的！

ニラは栄養豊富で、たくさんのうれしい効果が期待できます。**特に抗酸化作用が強く、美肌・アンチエイジング、免疫アップのために必須のビタミンCが豊富**に含まれています。ビタミンCの抗酸化作用は、老化防止にも役立ち、細胞の活性化を促してくれます。

アリシンという栄養素も含まれ、免疫力アップ、血流アップも期待できるので、冬の寒さからの風邪予防や冷え改善にも効果が期待できます。

また、**食物繊維で便秘改善**にもなるので、まさに万能野菜と言えます！

みそ汁には、ラフに切って入れるだけ。さらに豚肉も入れればコクと食べごたえアップ。本当に手軽に、豊富な栄養を摂取できますよ。

ニラは、ニンニクに似た独特な香りも楽しめるのもポイント。特にみじん切りにすると香りが強くなります。しょうゆとごま油を加えてタレにするのもおいしいですよ。

ニンジンのみそ汁

β-カロテン　食物繊維　カリウム　免疫力アップ　便秘改善　抗酸化作用

【　材 料　】
※２人分

だし……………300cc
みそ……大さじ3/4～1/2（みその塩分量により加減）
ニンジン…………40g
ナメコ……………60g
長ネギ……………少々

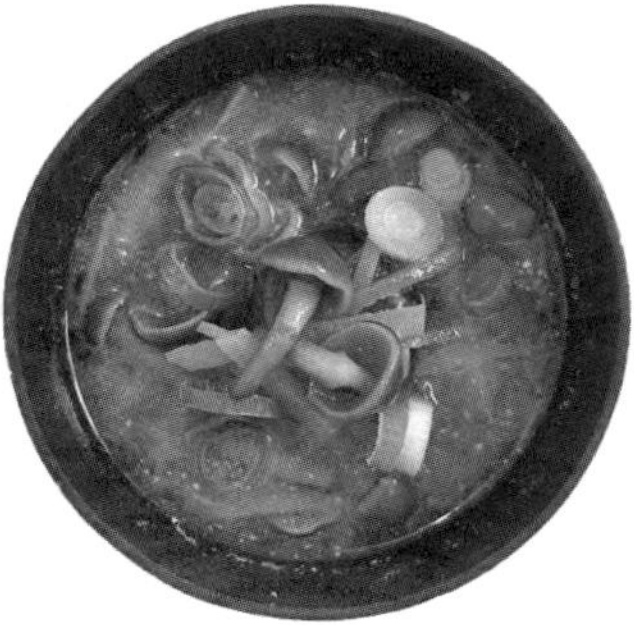

ニンジンはよく洗い、皮つきのまません切りにする。鍋のだしにニンジン、ナメコ、細かく刻んだ長ネギを加えて加熱し、火が通ったらみそを加える

カロテン豊富なニンジンは免疫力アップや美髪、視力維持にも最適

ニンジンにはたくさんのカロテンが含まれています。ニンジン（羅：carota、英：carrot）の橙色のもとであり、これがカロテンの語源とされているくらいです！ **β-カロテンは抗発がん作用や免疫賦活《ふかつ》作用**で知られていますが、その他にも体内でビタミンAに変換され、**髪の健康維持や視力維持、粘膜や皮膚の健康維持、のどや肺など呼吸器系統を守る働き**も。有害な活性酸素から体を守る働きがあり、強い抗酸化作用があるとも言われています。

旬は秋から冬ですが、産地を変えて年中、出回っています。甘くておいしいのは冬のニンジン。なお、オーガニックや無農薬、無化学肥料のニンジンを使うのがおすすめ。オーガニックは味が濃く、加熱するとさらに風味豊かになります。しっかり洗えば、皮も食べられますよ。

本書では食物繊維、ビタミンB、カリウムの豊富なナメコを加えて、栄養バランスが良く食感も楽しい一杯に仕上げました。

長ネギのみそ汁

ビタミンC　葉酸　硫化アリル　冷え改善　疲労回復　免疫力アップ

【 材料 】

※２人分

だし……………300cc
みそ…… 大さじ3/4〜1/2（みその塩分量により加減）
長ネギ……………20g
さつま揚げ………1枚

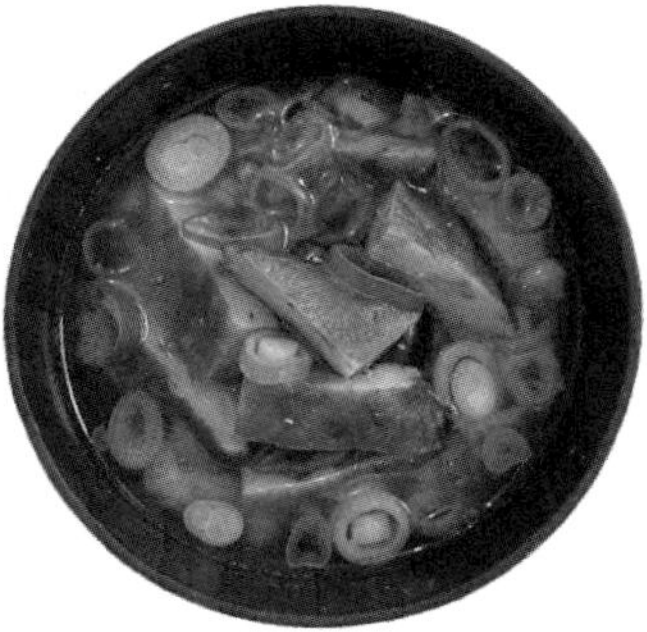

長ネギは５〜８mmくらいに、さつま揚げは一口大に切り、加熱しただしに加え、ひと煮立ちさせる。みそを溶き入れて完成

特有の強い香りが様々なメリットをもたらす

長ネギには特有の強い香りがありますが、その香りは硫化アリルという成分によるもの。**ビタミンB_1の吸収を助けるほか、血行を良くし、体を温め、消化液の分泌を促し、疲労物質である乳酸を分解する作用などがある**と言われています。また、**強力な殺菌作用と鎮静効果があり、免疫力アップ、風邪を引きにくい体づくり**に役立ちます。

さつま揚げと合わせることで、味わい深いみそ汁になります。さつま揚げの原材料である白身魚のたんぱく質とのバランスもバッチリです。

ちなみに我が家では毎日、長ネギをいただいています。中でもおすすめなのが、「深谷ネギ」。甘さとトロリとした食感が特徴で、もちろんみそ汁にしてもおいしいですし、フライパンにごま油をひいて焼き、ショウガじょうゆを少し垂らしておかずとして食べるのも絶品です。

玉ネギのみそ汁

ビタミンC　食物繊維　硫化アリル　ダイエット　冷え改善　免疫力アップ

【 材 料 】

※２人分

だし……………300cc
みそ……大さじ3/4〜1/2（みその塩分量により加減）
玉ネギ……………60g
枝豆………皮つき16個
粉チーズ…………少々

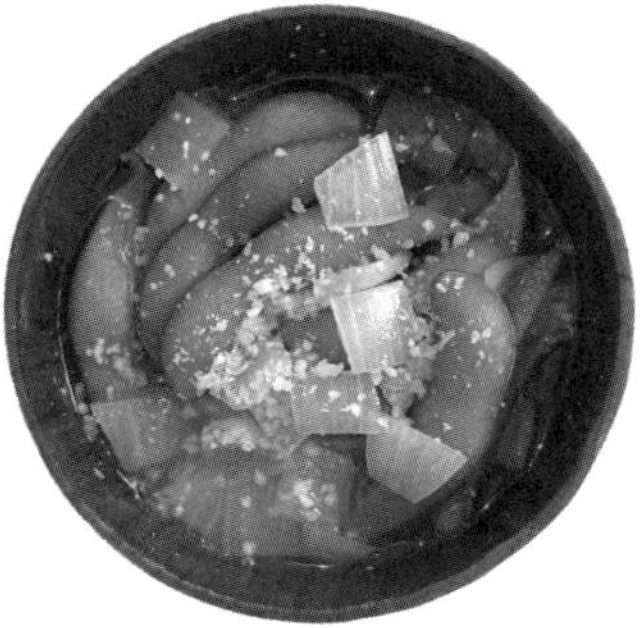

１cm角に切った玉ネギを、だしに入れてひと煮立ちさせる。ゆでた枝豆を皮つきのまま加え、みそを溶き入れる（むき枝豆は冷凍のものが市販されており、より手軽に取り入れられます）。お椀に移し、粉チーズをトッピングする

万病の元である冷えの改善に！大豆食品と組み合わせるのが吉

玉ネギ特有の、切ると涙が出たり、臭いの元となったりするのが、硫化アリルという物質。これが**血液中の中性脂肪やコレステロールを減らし、血行を促進する効果があり、冷え改善が期待できます。**冷えは万病の元、とも言います。内側からしっかりと温めて新しい細胞を元気にしましょう。また、玉ネギには免疫力を高める働きもあり、インフルエンザ予防、風邪予防などにも役立ちます。

玉ネギは加熱することで甘みが増し、食感も柔らかくなります。みそ汁では、だしの中に入れ、火を通してみそを溶き入れれば出来上がり、という手軽さ！**ビタミンB_1と相性が良いので、豚肉や大豆製品と合わせるとベター**です。

今回は同様にビタミンB_1が豊富な枝豆を加え、たんぱく質、食物繊維、鉄分などもいっしょに摂れるようにしました。こうして食材の組み合わせを意識することで、疲れやイライラも軽減されますよ。粉チーズをアクセントにして、新鮮なおいしさを楽しめるのもポイントです。

モヤシのみそ汁

食物繊維 イソフラボン 冷え改善 便秘改善 ダイエット

【　材料　】

※２人分

だし……………300cc
みそ……大さじ3/4〜1/2（みその塩分量により加減）
大豆モヤシ………40g
鶏ひき肉…………60g
塩……………2つまみ
ごま油…………少々

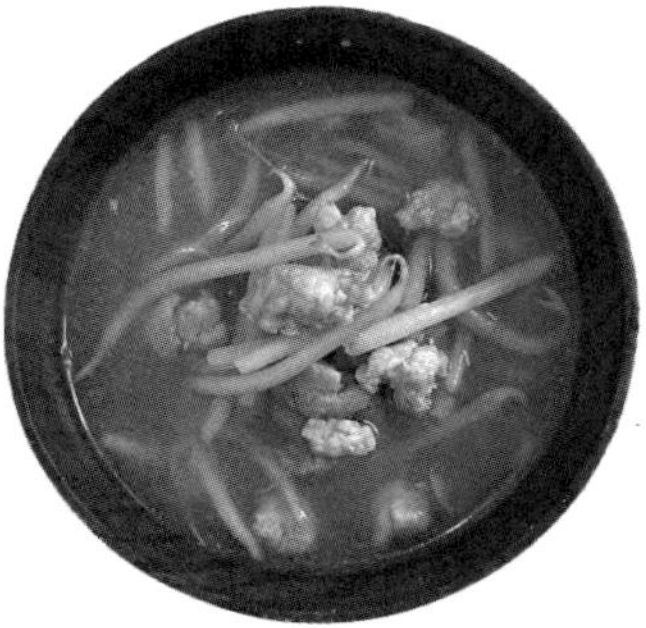

鶏ひき肉は、ごま油少々をひいた鍋に入れ、塩をふって軽く火を通す。だしと大豆モヤシを加えて火が通ったら、みそを溶き入れる。お好みでごま油を加えて完成

イソフラボンや食物繊維が豊富な「大豆モヤシ」に要注目！

モヤシの中で特におすすめなのが、「大豆モヤシ」。**女性ホルモンに似た構造の栄養素、大豆イソフラボンが、大豆モヤシ1袋200g中、約56mg含まれています。**一方、一般的な大豆と大豆モヤシの100キロカロリーあたりの栄養素を比べると、大豆イソフラボンが1・3倍、葉酸が4・5倍、食物繊維が1・6倍。そして、血圧を抑制し精神を落ち着かせてくれるＧＡＢＡが6倍も含まれているとされています。

また、**大豆モヤシに含まれる食物繊維は、食後の血糖値の急上昇を防ぎ、体脂肪を増やさず、肥満予防にも役立ちます。**肥満は、不眠・不調の原因のひとつである、冷えにつながります。**大豆モヤシは9割近くが水分なので低カロリー**で、食物繊維がお通じを促します。

本書のみそ汁では、鶏ひき肉と合わせてたんぱく質を強化。先に鶏ひき肉に火を通すことで旨味が引き出され、コクがプラスされます。

ジャガイモのみそ汁

ビタミンC　ビタミンB　食物繊維　抗酸化作用　免疫力アップ　美肌

【　材料　】
※２人分

だし……………300cc
みそ……大さじ3/4～1/2（みその塩分量により加減）
ジャガイモ………60g
ツナの缶詰（水煮）……………1/2缶
黒コショウ………少々

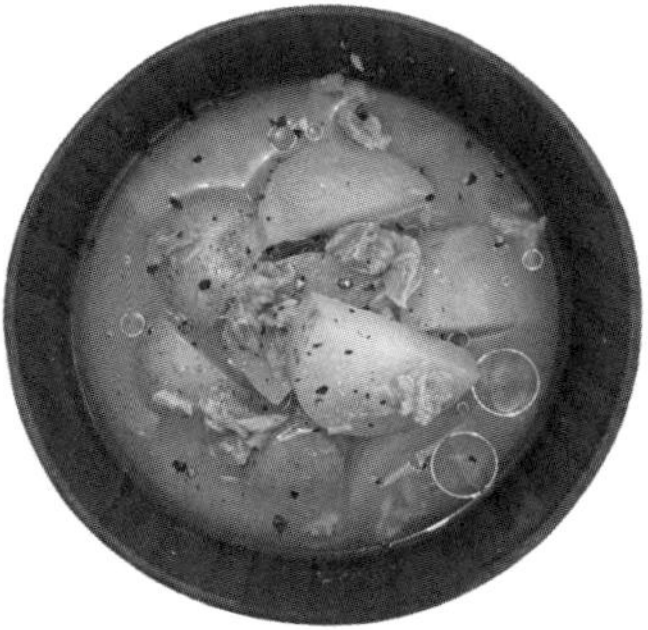

ジャガイモは皮をむいて縦半分に切り、さらに縦半分にして５mm幅のイチョウ切りにする。鍋のだしに加え、ひと煮立ちさせる。火が通ったら、水気を切ったツナ水煮缶を加え、みそを溶き入れる。黒コショウをトッピングする

ビタミンCを豊富に含み加熱しても壊れにくい！

ジャガイモはビタミンCが豊富。**ビタミンCは抗酸化作用が強く、美肌・アンチエイジング、免疫アップのために必須の栄養素**です。その量は、ミカンやホウレンソウと同レベル。しかも、ジャガイモの中のビタミンCはデンプンに守られているため、加熱しても壊れにくいという特徴があります。

また、**ビタミンCには、鉄分の吸収を促す働きがあります。**

本書で提案するみそ汁では、ツナの水煮缶を加えることでヘルシーな動物性たんぱく質も摂れるうえ、鉄分の吸収率もアップ。女性に不足しがちな鉄分も意識して摂取できるようにしました。また、黒コショウを加えることで、香りと味の変化も楽しめる一杯となっています。

なお、ジャガイモは皮にも栄養がたっぷりと含まれています。放射線照射がされていないオーガニックのものを選び、皮ごと食べるようにすると良いでしょう。

ダイコンのみそ汁

食物繊維　ビタミンC　葉酸　冷え改善　免疫力アップ　便秘改善

【　材料　】
※２人分

だし……………300cc
みそ……大さじ3/4～1/2（みその塩分量により加減）
ダイコン…………60g
油揚げ…………1/2枚
かつお節…………少々

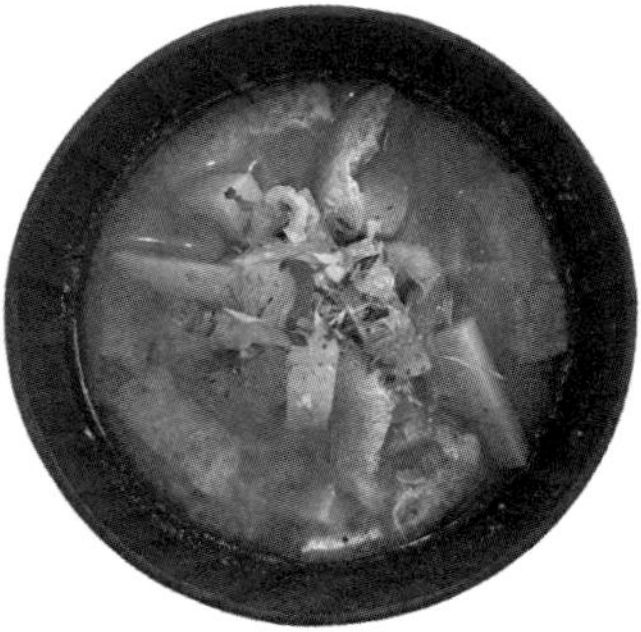

２cm大の細切りにしたダイコンをだしに入れ、ひと煮立ちさせる。火が通ったら、油揚げを加え、みそを溶き入れる。かつお節をトッピングして完成

体の冷えを改善する
これぞ〝黄金バランスみそ汁〟

特に冬は、ダイコン、長ネギなどがおいしくなる旬の季節。手軽に購入できるうえ、栄養価が最も高くなります。

中でもダイコンはみずみずしくて火が通りやすいので、みそ汁にピッタリ！ **食物繊維が豊富で胃腸にやさしく、冷えにも効果的。**江戸時代から重宝されている野菜です。長ネギと合わせることでよりポカポカになれます。

また、油揚げを加えることで、たんぱく質とコクをアップ。代謝を上げて冷えとサヨナラしましょう！

葉の部分には、抗酸化作用の高いβ-カロテン、美肌や風邪予防のビタミンC、コラーゲンや骨の生成に関わるビタミンK、妊娠期の胎児の発達や造血、代謝に関わる葉酸などの栄養がたっぷりと含まれています。葉が手に入れば、みじん切りにしてみそ汁に入れるのもおすすめです。みじん切りにして炒めて、ジャコやごまと合わせてふりかけにしていただくのもおいしいですよ。

キャベツのみそ汁

ビタミンC　ビタミンU　食物繊維　抗酸化作用　美肌　便秘改善

【　材料　】

※２人分

だし……………300cc
みそ……大さじ3/4〜1/2（みその塩分量により加減）
キャベツ…………適量
ジャコ…大さじ1と1/2

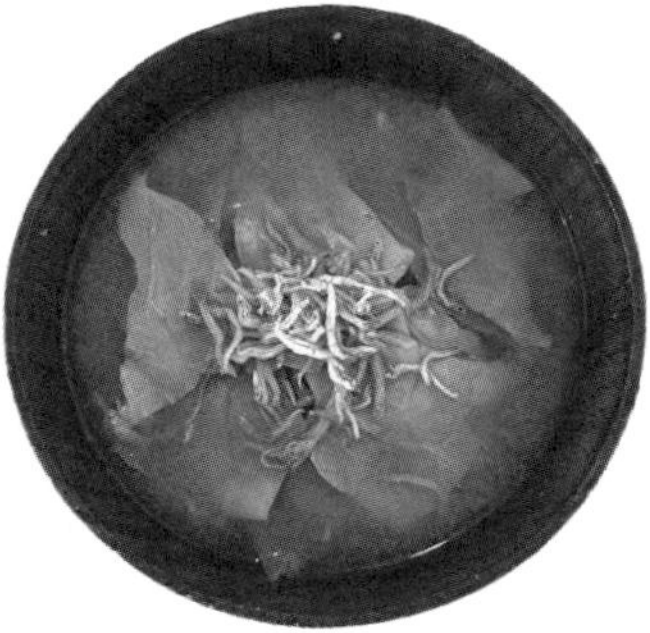

鍋にだしを入れ、一口大に切ったキャベツを加えてひと煮立ちさせる。火が通ったら、みそを溶き入れ、ジャコを加える

キャベツ特有の
ビタミンU（＝キャベジン）は胃を守る！

キャベツに含まれる栄養素は実に多く、ビタミンA、B_1、B_2、B_3、B_5、B_6、B_9、ビタミンC、カルシウム、鉄分、マグネシウム、リン、カリウム、亜鉛など枚挙にいとまがありません。

特に、ビタミンCが豊富。抗酸化作用が強く、美肌・アンチエイジング、免疫力アップに役立ちます。

また、キャベツ特有のビタミンUも要注目。キャベツから発見されたことから「キャベジン」とも呼ばれている栄養素です。

ビタミンUには、胃酸の過剰分泌を抑えたり、胃の粘膜を保護・修復したりする作用があり、消化性潰瘍の治療にも用いられています。まさに、〝天然の胃薬〟なのです！

みそ汁にする際は、せん切りにしたり、手でちぎったりすると食感を変えられます。白くかたい部分は、捨てずに薄くスライスすると食べやすくなりますよ。

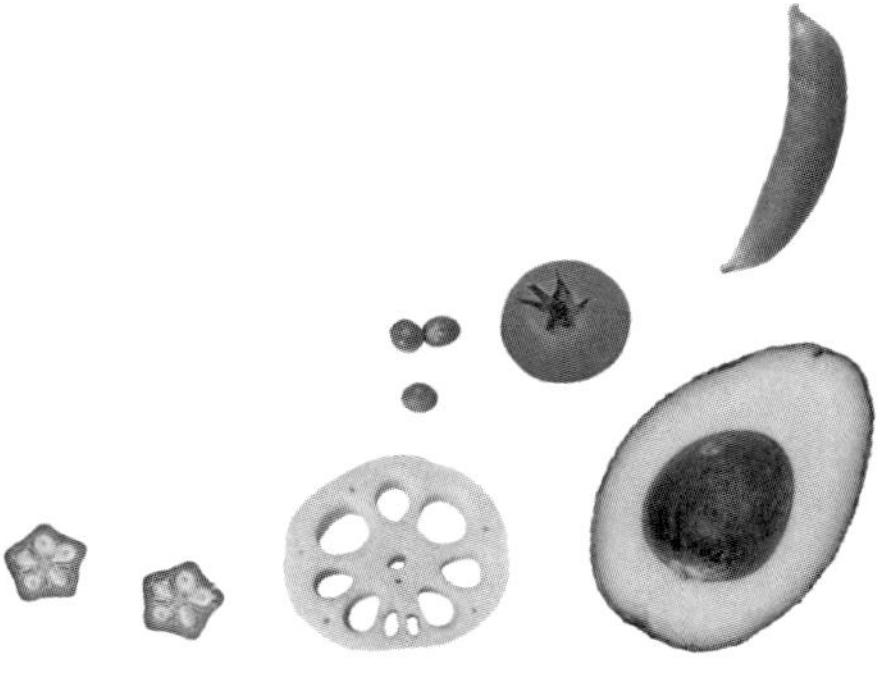

カブ
の使い切り
レシピ

カブと柿のバルサミコサラダ

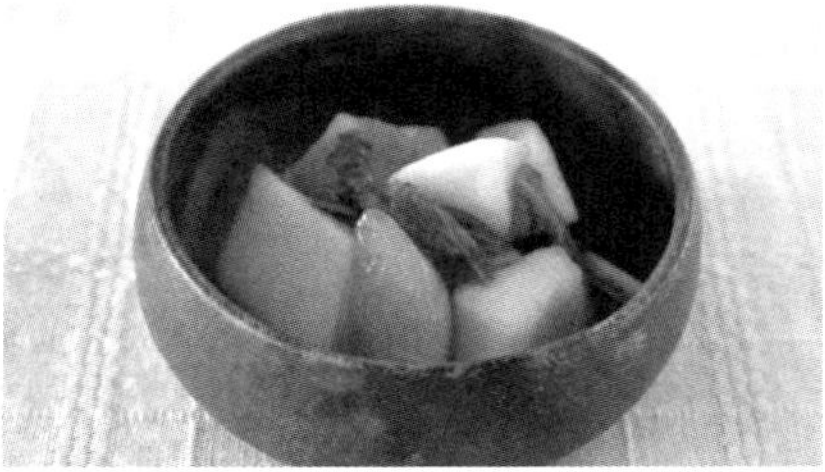

【　材料　】※２〜３人分

カブ……2〜3個
柿またはりんご……1/4〜1/2個
水菜……適量
塩……小さじ1/4
オリーブオイル……大さじ1〜2
バルサミコ酢……大さじ1〜2
ナッツ……適量

1　カブは8等分にカットし、塩とオリーブオイルを加えて混ぜる。しばらくそのままおいておき、味をなじませる

2　柿はカブと大きさをなるべく合わせて切る。水菜は３㎝幅に切る

3　1・2を混ぜ合わせて彩りよく盛り付ける。ナッツを散らし、その上にバルサミコ酢をスプーンで垂らす

カブをおしゃれにいただける一品。火を通さずにすぐに作れ、果物の甘さがアクセントになっておいしいですよ。パーティなどでも重宝するメニューです。

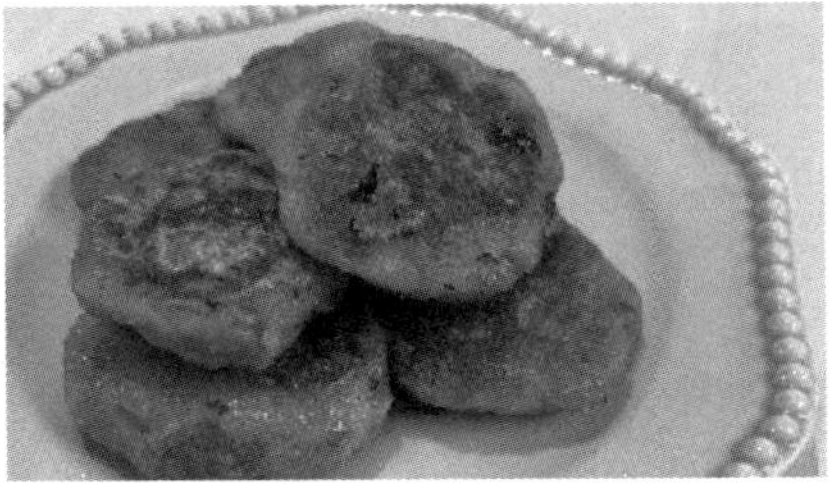

カボチャの使い切りレシピ①

カボチャ団子

【　材料　】※２～３人分

カボチャ……200～300g
砂糖………大さじ1～２
片栗粉……大さじ２～3
塩………………１つまみ
オリーブオイルまたは
　バター……………適量
水……………………適量

1 カボチャは4～5㎝角に切る。皮ごと蒸したり、ゆでたりして火を通し、フォークでつぶす

2 1に砂糖と片栗粉、塩を入れて混ぜ合わせる。カボチャの水分が少ない場合は水を足し、耳たぶくらいの柔らかさになるまで調整していく

3 平たい団子状に丸めて、オリーブオイルまたはバターをひいたフライパンで両面を焼く。バター少量を仕上げに加え、香りづけする。お好みで塩をふって完成

「イモ餅」と呼ばれる北海道の家庭料理のアレンジ版です。おやつにぴったり！

カボチャの使い切りレシピ②

カボチャのポタージュ

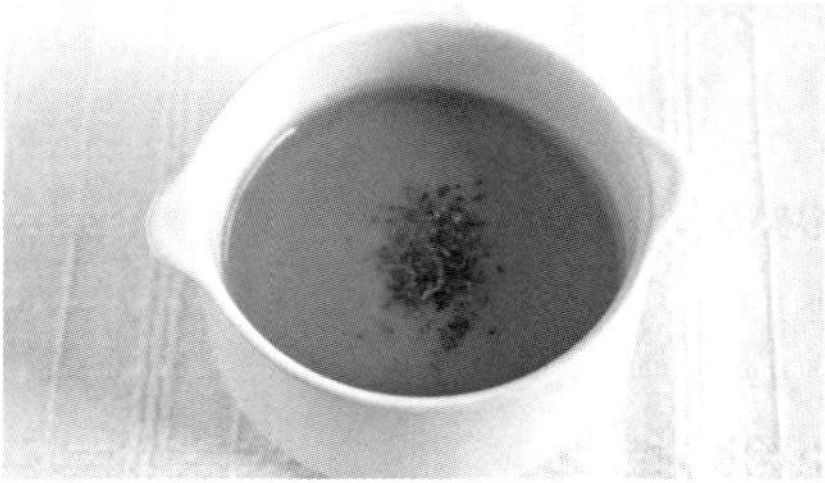

【材料】※3～4人分

カボチャ……300g
玉ネギ……100g
野菜だし……300cc
牛乳……200cc
塩……小さじ1/3
オリーブオイルまたはバター……少々
パセリ……適量

1 玉ネギを薄切りにしてオリーブオイルまたはバターで炒める

2 1に皮をむいて小さく切ったカボチャ（皮つきでもOK）を加え、野菜だし（魚や肉を使わず野菜の旨味を凝縮しただし。コンソメでも代用可）を入れ、弱火で20分ほど煮る

3 ミキサーで滑らかにする（ミキサーがなければつぶす）。牛乳を加えて加熱

4 塩加減をととのえ、パセリで彩りをつけて盛り付ける

子どもから大人まで大人気！　高脂肪な生クリーム不使用で、栄養満点なヘルシーポタージュです。

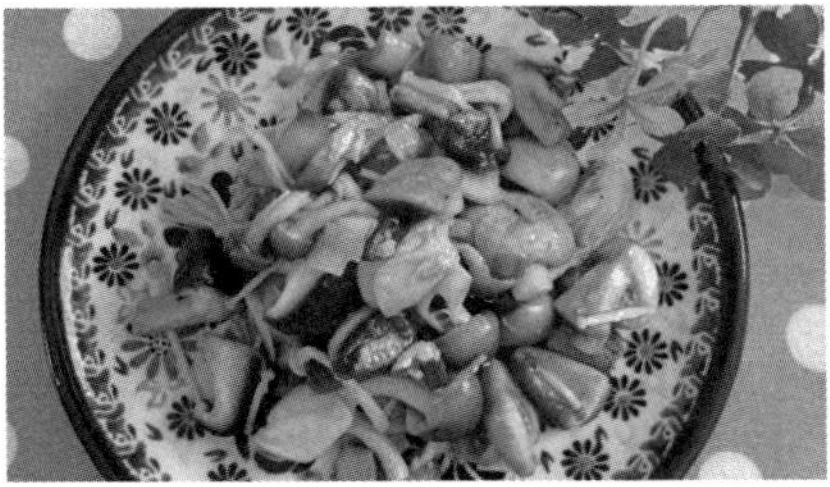

キノコ
の使い切り
レシピ

定番野菜

キノコのマリネ

【材料】※2〜3人分

エリンギ……………100g
シメジ………………100g
シイタケ……………70g
ニンニク……………1かけ
オリーブオイル
……………大さじ1
塩麹……………小さじ2
塩……………小さじ1/3
レモン汁または酢
……………大さじ1
コショウ、パセリ
……………少々

1 エリンギは半分にカットしてから手で割く。シイタケは軸を取ってスライスし、軸も半分に切る。シメジは食べやすいよう根本を切ってほぐす

2 フライパンにオリーブオイルとつぶしたニンニクを入れ、弱火でじっくり加熱。オリーブオイルに香りをつける

3 ニンニクを取り出し、キノコ一式と塩麹を加えて中火で炒める。水分が出てくるので強火で蒸発させる

4 3をボウルに移し、レモン汁または酢、コショウ、パセリ、塩を加えて完成

腸内環境が整う一品。メインディッシュの付け合わせや、サラダのトッピングとしても活躍します！

ゴボウの使い切りレシピ

ゴボウ入り炊き込みごはん

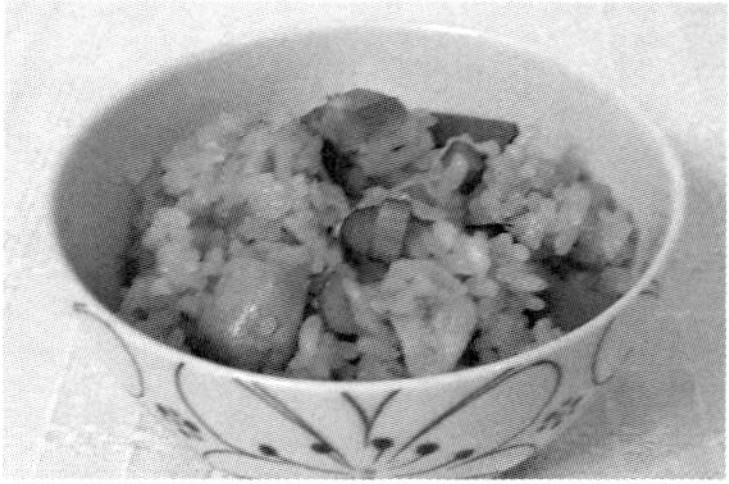

【材料】※3〜4人分

ゴボウ……1/3本
ニンジン……1/3本
キノコ……適量
煮大豆……80g
米……2合
鶏もも肉……80g
だし…2合分の分量から大さじ3を除く
酒……大さじ1
しょうゆ……大さじ1
塩……小さじ1

1 米を研ぎ、ざるにあげる。鶏もも肉を1㎝角に切り、材料の分量とは別の酒、しょうゆ各小さじ1／2で下味をつける

2 炊飯器に1の米を入れ、2合の水位線までだしを加え、大さじ3を除く

3 酒、しょうゆ、塩を2に加えて軽く混ぜる

4 1の鶏もも肉と薄切りにしたゴボウ、ニンジン、キノコをのせて炊飯スタート

5 炊飯後、煮大豆を加えて混ぜる

ゴボウ、肉、ごはんを同時に食べられて、バランス満点。お弁当やおにぎりにもおすすめです。

サトイモ
の使い切り
レシピ

サトイモのカリカリ焼き

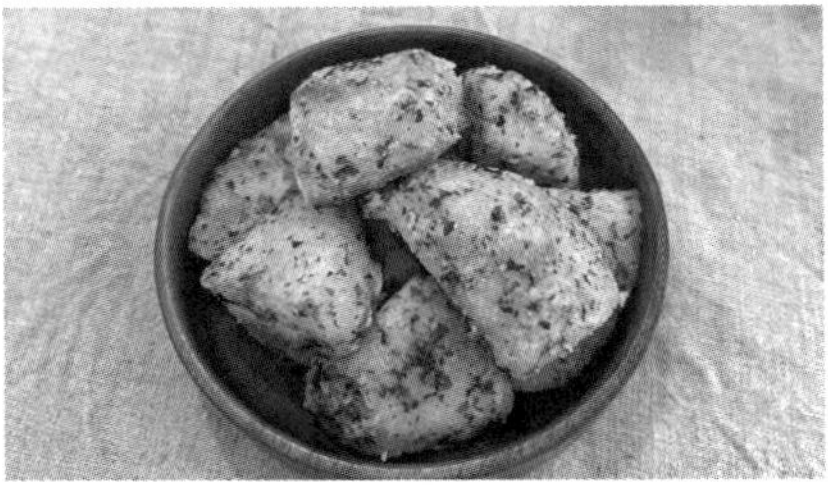

【　材料　】※3～4人分

サトイモ…………3～4個
片栗粉…………大さじ2
塩……………小さじ1/4
青のりやパセリなど
……………小さじ1
ガーリックパウダー
……………………少々
オリーブオイル
……………大さじ2

1 サトイモは4～6等分にカットして皮つきのまま蒸す（皮がむきやすくなる）。皮をむいて一口大に切る

2 1に片栗粉をまんべんなくまぶし、オリーブオイルをひいたフライパンで焼き目をつける

3 全体的にこんがり色づいたらボウルや容器に入れ、青のり、塩、ガーリックパウダーを加えてよく混ぜ合わせる

外側はカリッと、中はトロッとほんのり甘い食感。ガーリックパウダーが味の決め手です。カレー粉や粉チーズを加えても美味！

ナス
の使い切り
レシピ

ナスとピーマンの焼きびたし

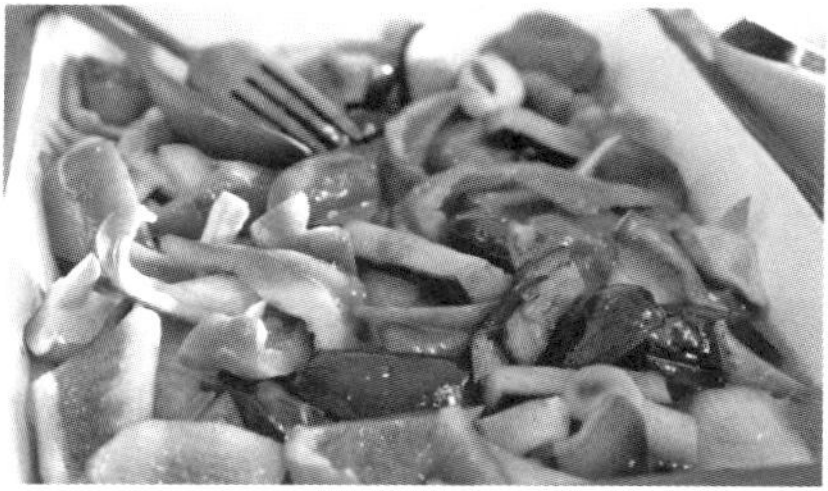

【　材　料　】※２〜３人分

ナス……1本
ピーマン……1個
キノコ……適量
玉ネギ……1/4個
ごま油……大さじ1
めんつゆ……50cc
水……10cc
かつお節……1/2パック

1　ナスの皮面に切り込みを入れ、一口大に切る。ピーマンも一口大に、玉ネギはくし切りに、キノコは食べやすい大きさにカットする

2　フライパンにごま油をひき、1の野菜を中火で裏表にしっかり火を通す（野菜の水分がなくなり柔らかくなるまで）。蓋をすると火が通りやすい

3　アツアツのうちに、めんつゆと水、かつお節の入ったバットなどに移して味を染み込ませる。1日おいておくとより味が染みておいしい

かつおだしに火の通った野菜を加えることで、味がしみしみに！　お好みで大葉やショウガ、唐辛子を加えてもOKです。

ニラ
の使い切り
レシピ

定番野菜

ニラとアサリの豚キムチ炒め

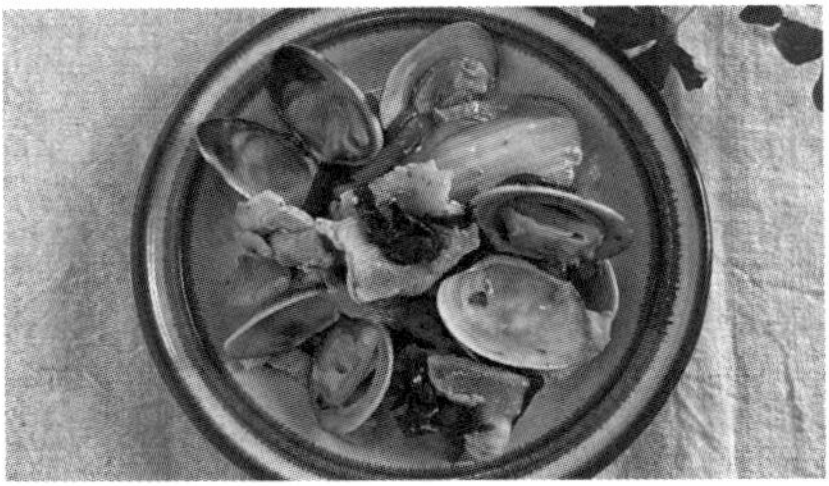

【　材料　】※1〜2人分

ニラ……5〜8本
アサリ……200g
豚バラ肉……100g
キムチ……大さじ2〜3
酒……大さじ1
しょうゆ……大さじ1/3〜1/2
オイスターソース……大さじ1/3

1 豚バラ肉を3cm幅に切り、油をひかずにフライパンで中火で焼き目をつける

2 1に砂抜きしたアサリを入れ、酒を加え蓋をして1~2分、アサリの貝殻が開くまで強火で火を通す

3 3cmに切ったニラと、キムチ(カットされていない場合は一口大に切る)を加える。しょうゆ、オイスターソースを加えて味をととのえる

ニラ、キムチ、オイスターソースを加えて中華風に。オイスターソースがない場合は、みそやしょうゆを加えてみてください。

ニンジン
の使い切り
レシピ

ニンジンのラペ

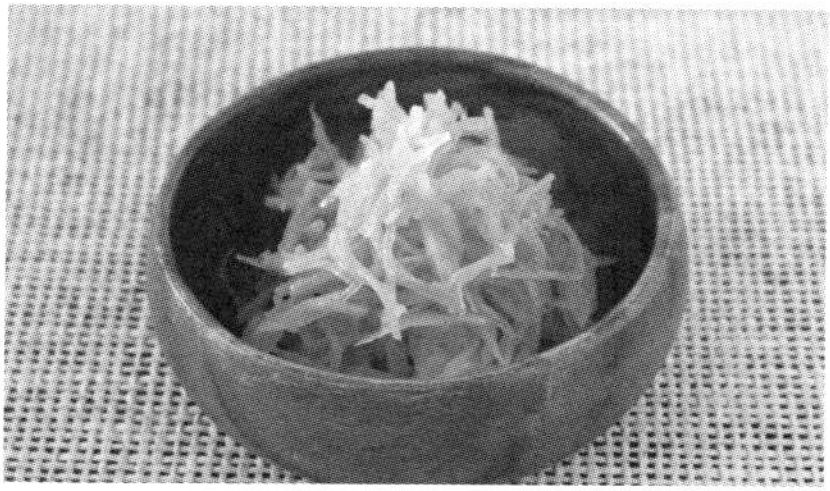

【　材料　】※２〜３人分

ニンジン
……1本(150〜200g)
オリーブオイル
…………大さじ2
酢(またはレモン汁)
…………大さじ1
塩…………小さじ1/3
オレンジジュース
…………80〜100cc

1　ニンジンは薄くスライスして細切りにする(スライサーを使うとラク)。分量外の塩小さじ１／４でなじませる

2　1を手で握るようにして水分をしっかり取る。オレンジジュース、塩、酢、オリーブオイルを混ぜておいたボウルなどの中に入れ、よく混ぜ合わせる

3　1時間くらい冷蔵庫でおき、味がなじんだら完成

ニンジンの水分をよく取っておくのが、おいしくなるポイント。「ニンジンをモリモリ食べられる!」と評判のレシピです。

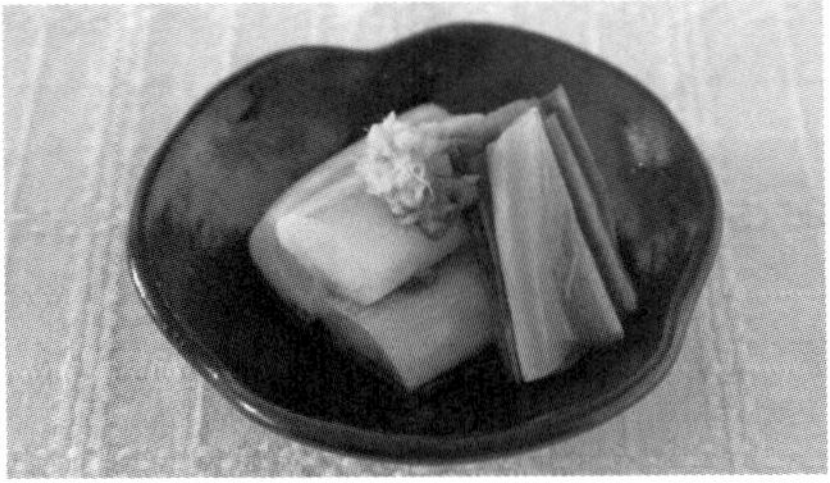

長ネギの使い切りレシピ

焼きネギ

定番野菜

【　材料　】※２～３人分

長ネギ……1/2本
ごま油……大さじ1～2
しょうゆ……大さじ1
すりおろしショウガ……小さじ1

1 フライパンにごま油を入れて中火で熱する。3～4㎝の輪切りにした長ネギを並べ、焦げ目をつける

2 しっかり中まで火が通るように、蓋をして中弱火でじっくり火を通す

3 しょうゆとすりおろしショウガを混ぜたタレをかけていただく。お好みで酢やポン酢にアレンジしてもOK

ネギは火をゆっくりと通すと、トロトロに甘くなってすごくおいしい！　体も温まり、冬にピッタリの一品です。

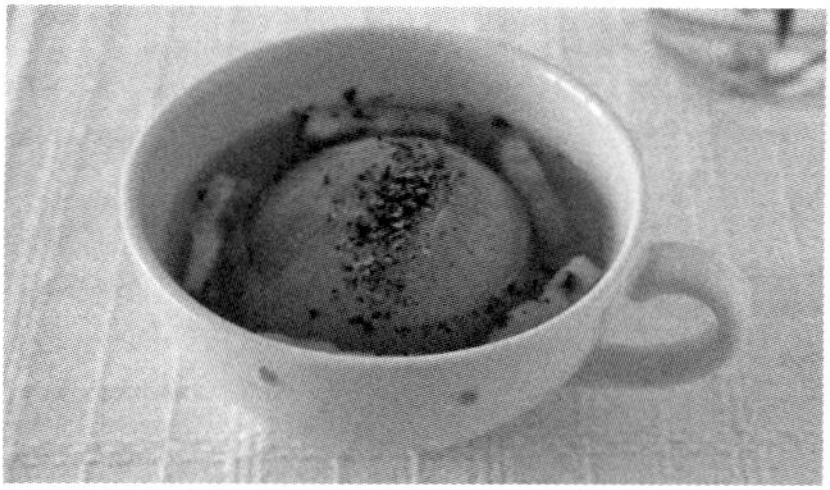

玉ネギ
の使い切り
レシピ

まるごと玉ネギスープ

【 材 料 】※2～3人分

玉ネギ……………2～3個
ベーコンブロック
……………10cmくらい
水……………………800cc
野菜だし……………1袋
塩…………小さじ1/3～
コショウ……………少々
パセリ………………少々

1 鍋に角切りにしたベーコンを入れて、焦げ目がつくまで火を通す(ベーコンの油脂があるため油は不要)

2 1に水、皮をむいた玉ネギを丸ごと加え、しんなりするまで火を通す(圧力鍋なら10分ほど、もしくは鍋でコトコト1～2時間加熱)

3 野菜だし(魚や肉を使わず野菜の旨味を凝縮しただし。コンソメでも代用可)を入れ、塩、コショウで味をととのえる。皿に移してパセリを飾る

とてもシンプルだけど絶品！ 玉ネギの中心部がかたくなりがちなので、しっかりと火を通しましょう。カットするとより時短に。

モヤシ
の使い切り
レシピ①

定番野菜

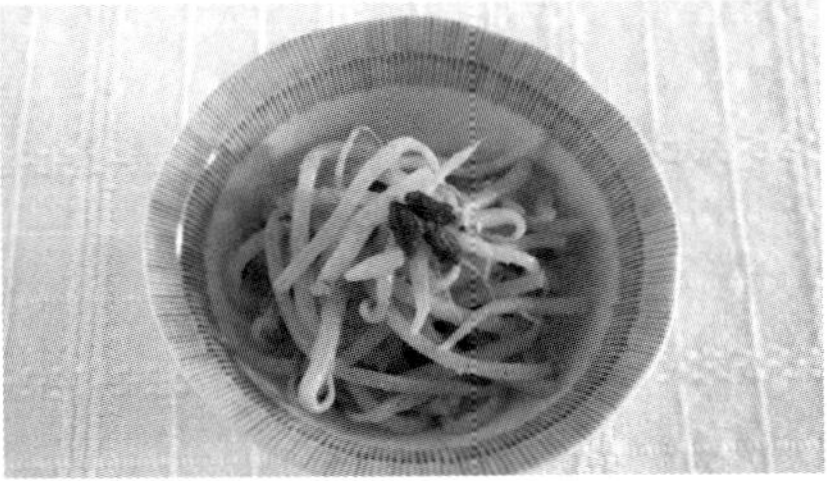

モヤシのナムル

【　材料　】※２～３人分

モヤシ…………1/2袋分
塩……………小さじ1/3
酢……………小さじ2
ごま油……大さじ1と1/2
すりごま………大さじ2
すりおろしニンニク…………少々

1 モヤシは熱湯で1～2分ゆで、粗熱をとっておく

2 調味料を混ぜたボウルに1を入れて、和えれば完成！

モヤシをもりもり食べられる一品。ナムルは、モヤシ以外にも、あらゆるゆで野菜で作れる万能な副菜なので、ぜひ覚えておきましょう。甘みのある味が好きな人は、砂糖を小さじ１／２ほど加えてみてください。おいしくいただけますよ！

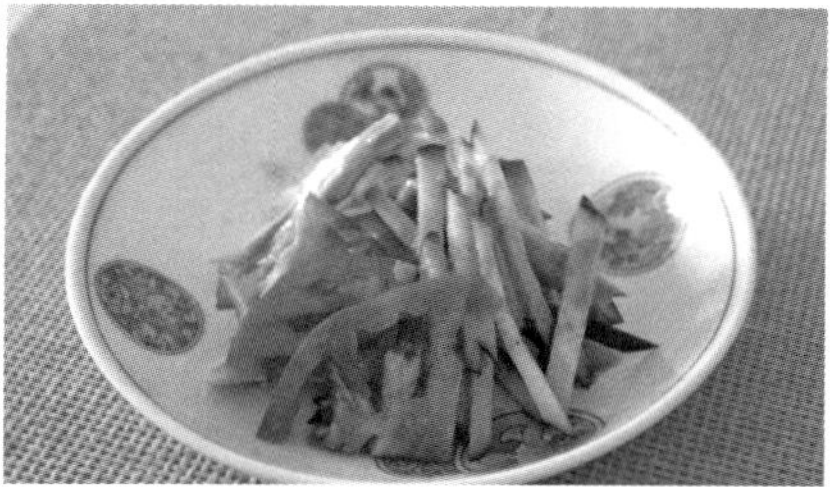

モヤシ
の使い切り
レシピ②

モヤシとキュウリのごまだれ和え

【　材料　】※２～３人分

モヤシ………… 半パック
キュウリ………………4cm
トマト……………… 大1/2
練りごま……… 大さじ2
砂糖…………… 大さじ2
しょうゆ……… 大さじ2
酢………………… 大さじ1
ゆでた鶏肉
…………1枚お好みで

1 モヤシを熱湯で1～2分ゆで、粗熱をとる
2 キュウリはせん切りに、トマトは半分に切ってから3～5㎜にカット。ゆでた鶏肉は1～1.5㎝幅に切る
3 1と2を皿に盛り付け、混ぜ合わせた調味料をかけていただく

モヤシを鶏肉と合わせてごちそうに！　このごまだれがとても万能で、ここでは冷製でのご紹介ですが、温野菜やしゃぶしゃぶのごまだれとしてもおいしいですよ。

ジャガイモの使い切りレシピ

グリルポテトサラダ

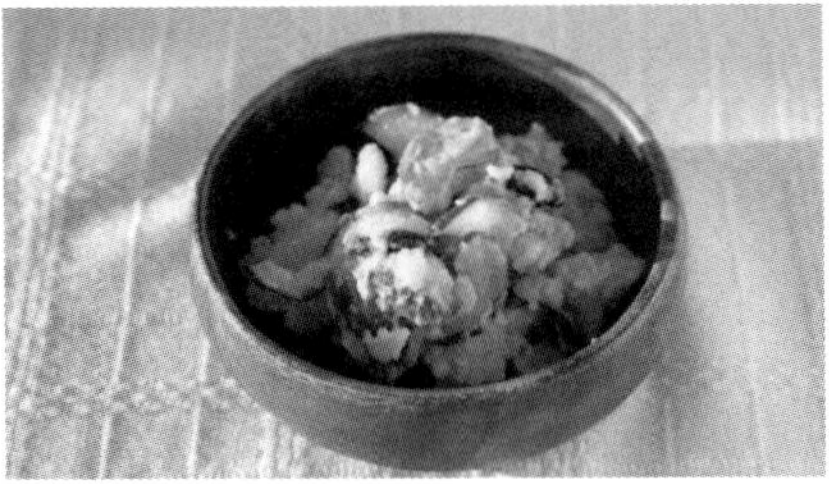

【　材　料　】※２～３人分

ジャガイモ……3～4個
ニンジン……1/2本
キュウリ……1/2本
卵……1個
お好みの豆……適量
マヨネーズ…大さじ2～
オリーブオイル……大さじ1～
塩……適量

1 ジャガイモとニンジンはアルミホイルにくるみ、２５０℃くらいのオーブンで40～50分ほど、柔らかくなるまで加熱する。オーブンがない場合は、ゆでたり蒸したりして火を通す

2 キュウリを輪切りにして塩をふり、しんなりしたらよく水気を切る

3 殻に穴をあけた生卵を熱湯に入れ、８分ほど強火でゆでる(ゆで卵を作る)

4 ジャガイモとニンジン、殻をむいた3をマッシュして、2を加える

5 豆、オリーブオイル、マヨネーズ、塩を加え、混ぜれば出来上がり

オーブンでグリルすることで野菜の旨味が凝縮。豆を入れると食感が楽しく、たんぱく質も摂れます。

ダイコン
の使い切り
レシピ①

ダイコンのみそそぼろあん

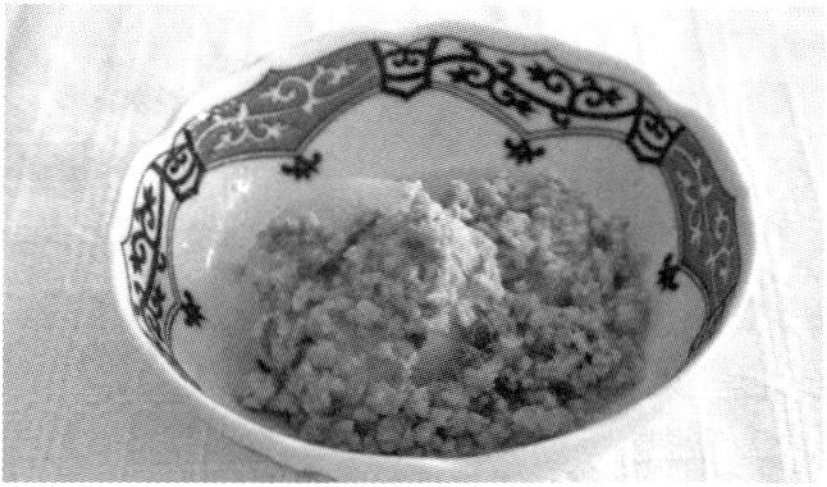

【　材料　】※2～3人分

ダイコン	1/2本
鶏ひき肉	250g
長ネギ	1/2本
みそ	大さじ2～3
砂糖	大さじ1/2
みりん	大さじ1/2
しょうゆ	大さじ1
酒	大さじ1
水	適量
塩	小さじ1/3
昆布	3cmくらい
片栗粉	大さじ1

1 ダイコンは2㎝くらいの輪切りにする。昆布と塩を加えたたっぷりのお湯で火を通す

2 鶏ひき肉、みじん切りにした長ネギを鍋で炒め、調味料と1のゆで汁1カップを加える

3 片栗粉大さじ1、水大さじ1と1／2を混ぜたものでとろみをつける

ダイコンを大量消費できて、ペロリと食べられるレシピです。みそそぼろあんは、ほかの蒸し野菜、ゆで野菜にも好相性。余り野菜をどんどん消費できておすすめですよ！

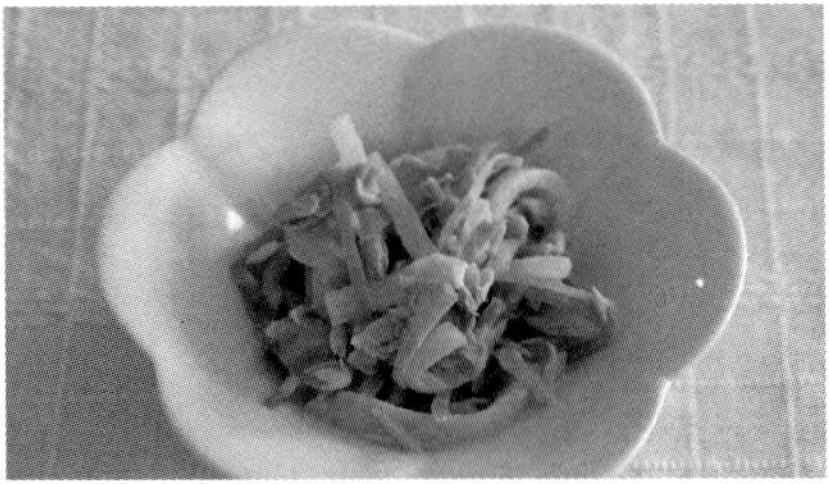

ダイコン
の使い切り
レシピ②

ダイコンサラダ

定番野菜

【　材　料　】※２～３人分

ダイコン……7cmくらい
ニンジン……同量
キャベツ……適量
ツナの缶詰(水煮)…1缶
マヨネーズ
……大さじ1と1/2
オリーブオイル
……大さじ1
ポン酢……小さじ1
塩……小さじ1/4

1 ダイコンとニンジン、キャベツをスライサーなどでせん切りにし、塩で揉んで水分を出す

2 1とツナ、調味料をボウルに入れ、混ぜれば完成！

ダイコンを、生のままでも辛くなくおいしくいただけるサラダです。プロセスチーズ、コーン、豆なども加えると、よりボリュームアップしますよ。

キャベツの使い切りレシピ

キャベツ焼き

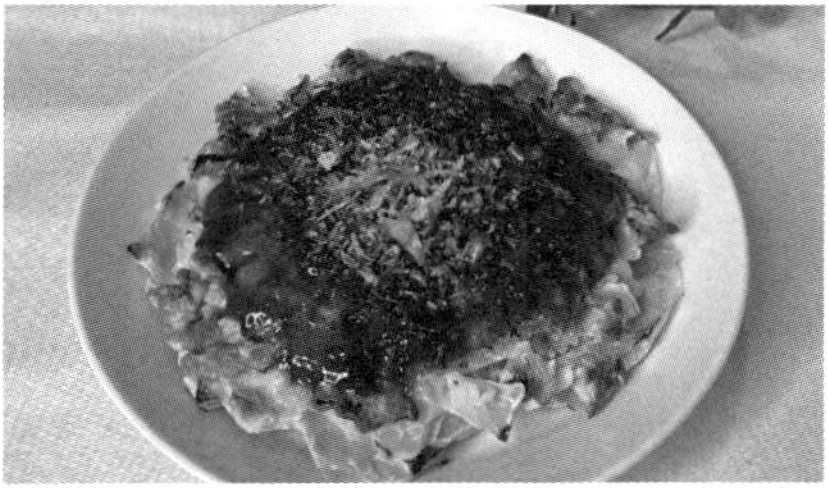

【　材料　】※２～３人分

キャベツ…………1/4玉
豚バラ肉
……………150gくらい
薄力粉… 1カップくらい
卵……………………2個
塩……………小さじ1/2
ソース、ケチャップ、
ウスターソース
……………各大さじ1
水…………100～150cc
桜エビ、かつお節、青のり………お好みで

1　ボウルに卵、水、薄力粉、塩を入れて混ぜ、2～3㎝にザク切りにしたキャベツを加える

2　豚バラ肉をフライパンで炒め、1に入れて混ぜ合わせる

3　2をフライパンで両面焼く

4　お好みでソースやトッピングを加えて完成

キャベツは冷蔵庫で余ってしまいがちですが、そんな時はキャベツ焼きが手軽かつヘルシーでおすすめ！　ダイコンおろしとポン酢でさっぱりといただくのもおいしいですよ。

5章

意外な具も！魚介類のみそ汁を作ってみよう

魚介類は、メインディッシュ（主菜）として料理する人が多いかもしれません。

でも、実はみそ汁に入れると感動的なおいしさ！

受講生の皆さんからも「意外！」と大きな反響をいただきます。

「サケ缶」「サバ缶」「ゆでダコ」「冷凍イカ」なども活用して、かしこくクイックに！

焼き物や炒め物などの使い切りおかずもご紹介します。

ブリのみそ汁

たんぱく質　DHA・EPA　ビタミンD　血流アップ　冷え改善　代謝アップ

【　材料　】

※2人分

だし……300cc
みそ……大さじ3/4〜1/2（みその塩分量により加減）
ブリ……1切れ
ゆでたホウレンソウ……20g
フライドガーリック……適量
塩……少々

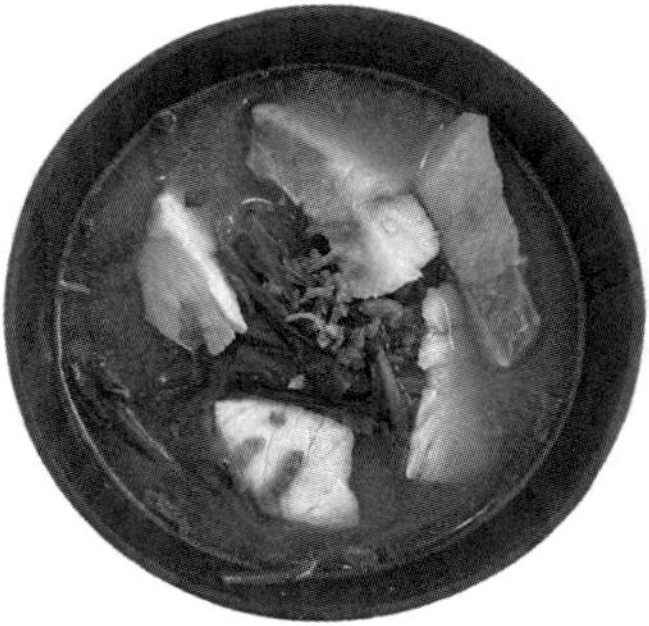

ブリはあらかじめ塩を裏表にふって15分ほどおき、水分を拭き取り、一口大に切る。ひと煮立ちさせただしに加え、みそを溶き入れる。ゆでておいたホウレンソウと、フライドガーリックを加える

血流アップと冷え改善に最適！
クセを和らげる洋風の味つけが決め手

ブリはDHA、EPAが豊富に含まれる、良質な脂肪をたっぷりと含んだ魚。このDHA、EPAは、血液をサラサラにし、冷え改善にも効果的です。**養殖よりも天然のものは栄養価も高い**のでおすすめです。

ブリをみそ汁で使う際は、独特の臭みを軽減するために、あらかじめ塩を裏表にまんべんなくふり、15分ほどおいてから水分を拭き取るようにしましょう。

また、フライドガーリックをアクセントに加えるのもポイント。ブリ独特の臭みが和らぎ、おいしさがアップしますよ。

魚は調理に手間がかかり、レパートリーが限られるイメージが強いかもしれません。でも、みそ汁にすることで時短でおいしく手軽に食べられます。

日本ではここ50年で圧倒的に肉の消費量が増えているとされていますが、栄養豊富な海の幸も積極的に食べるようにしていきたいですね。みそ汁が、その一助となればうれしいです。

サケのみそ汁

DHA・EPA　アスタキサンチン　ビタミンD　抗酸化作用　免疫力アップ　ホルモンバランス

【　材料　】

※２人分

だし……………300cc

みそ……大さじ3/4～1/2（みその塩分量により加減）

サケの缶詰……小１缶

豆腐………小１パック

長ネギ……………適量

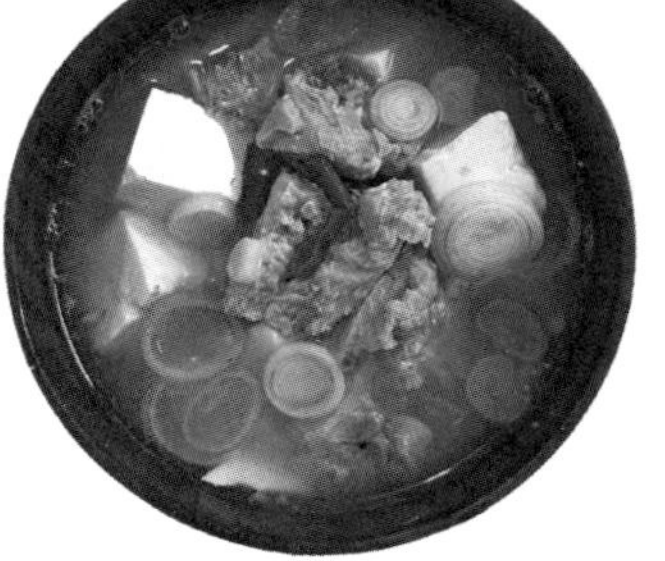

だしにサケの缶詰、１cm角に切った豆腐、３～５mm幅に輪切りにした長ネギを加える。ひと煮立ちさせたら、みそを溶き入れる

アスタキサンチンは美肌や発がん予防も期待できる

サケは、β-カロテンと同じカロテノイドの一種であるアスタキサンチンが豊富なので、アスタキサンチンの持つ橙赤色をしています。**アスタキサンチンは抗酸化作用、美肌、発がん予防効果が高い栄養素**で、ビタミンCの約6000倍の抗酸化作用を有するとされています。

また、DHA、EPAも豊富。**DHA、EPAはオメガ3脂肪酸と言われ、血液中のコレステロール値を下げる効果や、免疫力を上げる効果があります。**ホルモンバランスを整える効果も期待できると言われているため、女性は特に意識して摂るようにしましょう。

本書ではサケの缶詰を使ったレシピをご紹介。缶詰は火が通されていて時短になるうえ、骨まで食べられて栄養を残さずしっかり摂れます。煮汁まですべて使いましょう。植物性たんぱく質を含む豆腐と、血液をサラサラにする硫化アリルを含む長ネギを加えることで、彩りと栄養バランスがさらにアップしますよ。

サバのみそ汁

DHA・EPA　ビタミンD　ビタミンB_{12}　冷え改善　血流アップ　中性脂肪低下

魚介類

【　材料　】

※２人分

だし……………300cc
みそ……大さじ3/4～1/2（みその塩分量により加減）
サバの缶詰(水煮､無塩)……………………1/2缶
長ネギ……………適量
すりおろしショウガ……………………適量

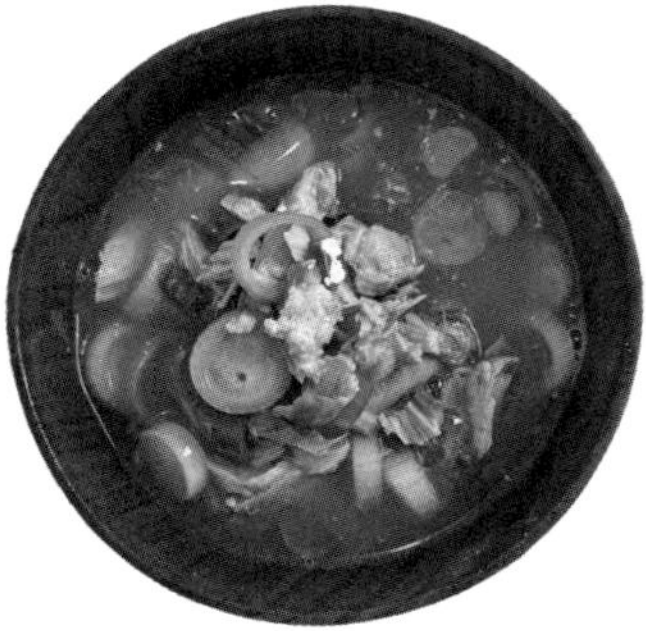

だしに、斜めうす切りにした長ネギ、サバ水煮缶を加え、ひと煮立ちさせる。みそを溶き入れてお椀へ。すりおろしショウガをトッピングする

サバで血流アップ！冷え＆生理痛を改善できる

サバは体内で生成されないＤＨＡ、ＥＰＡが豊富に含まれる食材。**血液をサラサラにし、中性脂肪の低下や動脈硬化の予防、悪玉コレステロールを減らす作用が期待できます。**

血流が良くなることで、体のバランスが整い、不調も改善。**免疫アップのビタミンＤ、悪性貧血の予防や肩こりの解消に効果があると言われているビタミンB_{12}も豊富**です。

みそ汁ではサバ缶を使って、骨もまるごと食べます。なお、独特の臭みがあるので、ネギとショウガをプラスしましょう。

「缶詰ってどうなの？」というご意見もよくいただくのですが、サバの水煮であれば、添加物もないので安心。骨まで食べられるのも水煮缶の素晴らしい点です。

選ぶ基準をしっかりと持っていれば、自信を持って良いと思える食材を体に取り入れることができますよ。

カジキのみそ汁

ビタミンD　たんぱく質　亜鉛　ホルモンバランス　ダイエット　血流アップ

【　材料　】

※２人分

だし……………… 300cc
みそ…… 大さじ3/4〜1/2（みその塩分量により加減）
カジキ……… 1〜2切れ
ピザ用チーズ…… 適量
カレー粉………… 適量
塩………………… 少々

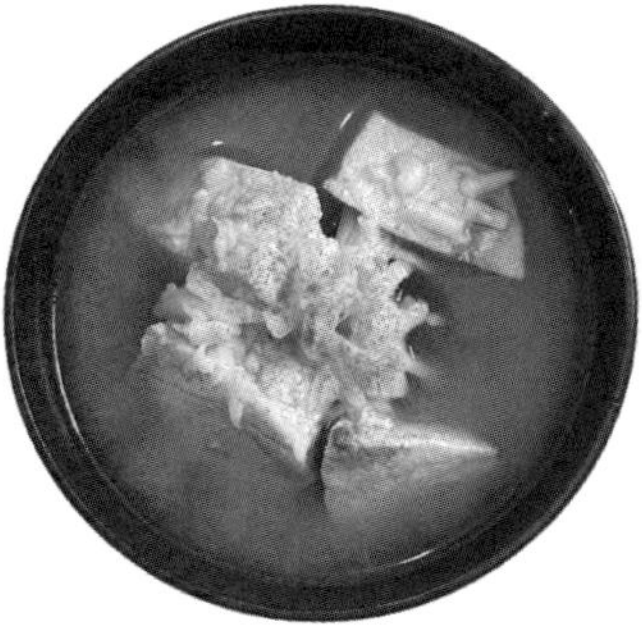

魚介類

カジキは両面に塩をふって15分ほどおき、水分をキッチンペーパーで拭き取り、一口大に切る。だしをひと煮立ちさせ、カジキの切り身を入れる。火が通ったら、みそを溶き入れる。お好みでチーズとカレー粉をトッピングして完成

高たんぱくでビタミンDも豊富なカジキを積極的に摂取！

カジキはビタミンDを豊富に含み、たんぱく質も豊富なヘルシー食材。**ビタミンDは、ホルモン形成、骨の形成、美肌、アンチエイジングのために役立つ栄養素です。**また、女性にとっては元気な卵子を毎月作る助けにもなってくれます。

普段の食事は肉ばかりという人もいますが、脂肪も多く消化にも負担がかかりがちです。また、動物の餌や育つ環境には問題が多く、でも価格が安くて手に入りやすくおいしいのでつい頻繁に食べてしまう。

それでは、シミやシワ、ニキビや肌荒れといった〝体のサビ〟が増えていく一方です。肉ばかりではなく、**カジキのように高たんぱくな魚も積極的に摂取していくことが大切です。**

味もたんぱくなカジキは、みそ汁にも合いやすい食材なのでおすすめ。ポイントは、ピザ用チーズとカレー粉を加えることです。アクセントがついてより食べやすく、いつもと違うおいしさを楽しめますよ！

タコのみそ汁

タウリン　亜鉛　たんぱく質　ホルモンバランス　コレステロール低下　疲労回復

【　材料　】

※２人分

だし……300cc
みそ……大さじ3/4～1/2（みその塩分量により加減）
ゆでダコ……50g
セロリ……5cm

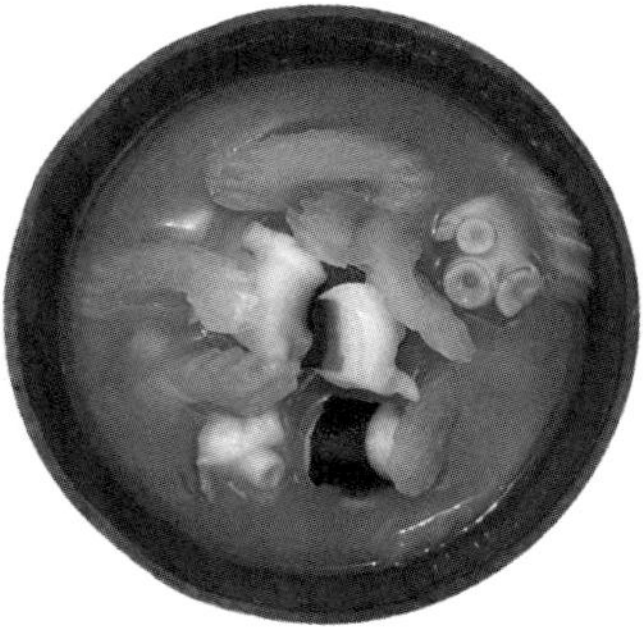

だしをひと煮立ちさせる。一口大に切ったゆでダコと、ゆでて２cmくらいに切ったセロリを入れ、みそを溶き入れる（冷凍のタコもおすすめ。「たこぶつ」という名前でカットされているものが多く、そのままだしに入れて加熱できる）

動脈硬化、コレステロールなどにはタコがおすすめ！

タコにはタウリンが豊富に含まれています（次ページのイカも同様）。**タウリンには、胆汁酸の分泌を促成し、肝臓の働きを促す作用をはじめ、血中コレステロールを下げ、動脈硬化などを予防する働きがある**と言われています。亜鉛も多く含んでおり、ホルモンバランスを整える作用も期待できます。

また、**脂質が少なく、たんぱく質が豊富**なのもうれしいポイント。旨味のもととなるアスパラギン酸やグルタミン酸などのアミノ酸も豊富に含んでいます。**アスパラギン酸は疲労回復に役立ち、代謝アップや血流改善など体の様々な機能を保つために必要。グルタミン酸は免疫や細胞、組織のエネルギー源として欠かせない栄養素**です。

ただし栄養価は高いのですが、比較的、消化には時間のかかる食材です。胃腸が弱っている際は食べすぎに注意しましょう。本書では、消化に良いセロリを加え、タコに不足しているビタミンC、葉酸、食物繊維を補っています。

イカのみそ汁

たんぱく質 / タウリン / 銅 / 疲労回復 / ダイエット / ホルモンバランス

【　材料　】
※２人分

だし……………… 300cc
みそ…… 大さじ3/4～1/2（みその塩分量により加減）
冷凍イカ………… 50g
フライドオニオン、小ネギ………… 適量

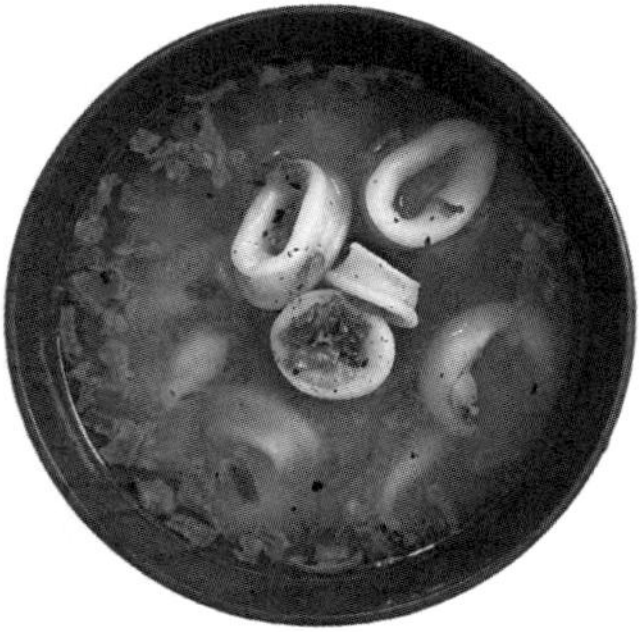

だしに冷凍イカを凍ったまま入れ、ひと煮立ちさせる。火が通ったらみそを溶き入れ、お好みでフライドオニオンと小ネギを入れれば出来上がり

ホルモンバランスを整えるほか
疲労回復・ストレス軽減にも好適

イカに含まれるコレステロールは、ホルモンの働きに作用すると言われており、ホルモンバランスを整えるのに役立ちます。

また、**良質なたんぱく質が豊富に含まれているのも特徴。**とてもヘルシーでダイエットにもピッタリの食材です。

タコと同様、タウリンも多く含まれます。**疲労回復、ストレス軽減にも役立つ**ため、日常的にはもちろん、妊活中の女性も積極的に取り入れていただきたい食材です。

みそ汁にする際は、下処理・カット済みの冷凍イカを活用すると便利！　凍ったままの状態でだしの中に入れるだけ、という手軽さです。刺身や、リング状に切ったものを使ってもＯＫですよ。

トッピングとして、フライドオニオンと小ネギを加えるのもポイント。食感も香りも楽しめる一杯に仕上がります。

エビのみそ汁

ビタミンE　たんぱく質　銅　ホルモンバランス　ダイエット　抗酸化作用

【　材料　】

※２人分

だし……300cc
みそ……大さじ3/4〜1/2（みその塩分量により加減）
エビ……80g
チンゲン菜……1枚

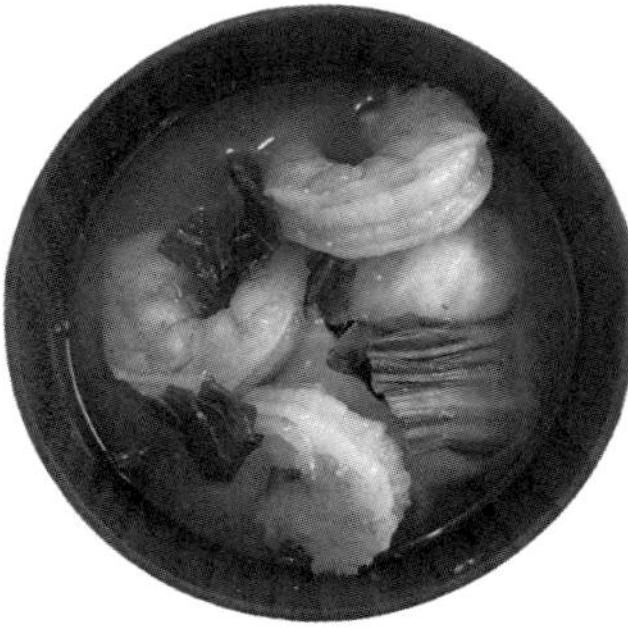

魚介類

エビは背ワタを取り、片栗粉と酒各小さじ2で下洗いしておく。だしをひと煮立ちさせエビを入れ、火が通ったら一口大に切ったチンゲン菜を入れ、みそを溶き入れる

エビのビタミンEが更年期障害や血中コレステロールにもアプローチ

エビは、ホルモンバランスを整えるのに最高の食材。なぜなら、ビタミンEが豊富に含まれるからです。ビタミンEが不足すると生理・更年期障害、自律神経失調症などの症状が出やすくなると言われています。

ほかに、**ビタミンEは肝機能を高める効果、血液中のコレステロールや中性脂肪を減らす効果、動脈硬化や心疾患の予防、視力の回復などの効果**も期待できます。また、低脂肪・高たんぱくなのも魅力。とてもヘルシーで体に優しい食材と言えます。

調理の際は、冷凍のエビが便利！　水で戻し、背ワタを取ってから加熱しただしに加えます。とても良いだしが出て、最高においしいですよ！

なお本書では肌を若々しく保つ**β-カロテン、ビタミンCのほか、葉酸、カルシウム、鉄、カリウムなどを豊富に含む**チンゲン菜をプラス。栄養バランスが整って、見た目にも華やかな、贅沢な雰囲気の一杯に仕上がります。

タラのみそ汁

たんぱく質　ビタミンD　冷え改善　ホルモンバランス　ダイエット

【　材 料　】

※２人分

だし……………300cc
みそ……大さじ3/4～1/2（みその塩分量により調整）
タラ(切り身)……適量
塩………………少々
七味……………適量

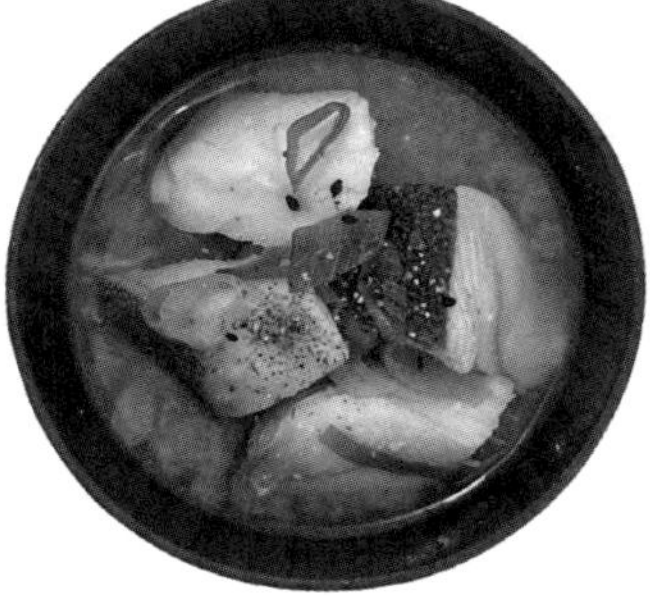

タラは臭みをとるために、切り身の両面に塩をふり15分ほどおく。水分が出てくるのでキッチンペーパーで拭き取り、一口大に切っておく。だしをひと煮立ちさせ、タラを入れる。火が通ったらみそを溶き入れ、お好みで七味を加えて完成

タラは体作りに欠かせないたんぱく質の宝庫！　冷え対策にも

タラは、たんぱく質が特に豊富。**たんぱく質は私たちの体作りに欠かせない栄養素です。**ホルモンや酵素、筋肉、血管など全身で必要とします。**たんぱく質を強化することで筋肉、血液が作られ、体が温まり、冷え改善にも。**

また**低脂肪なのも特徴**で、魚の中でも特に低カロリーでヘルシーです。**免疫や骨の形成に関わるビタミンDも多く含みます。**

カウンセリングで、「栄養はしっかり摂っています」という方の食事を見させていただくと、たんぱく質が圧倒的に不足しているケースが多いです。たんぱく質が不足してしまうと、冷え性になり、代謝が落ち込み、やる気がなくなったり落ち込みやすくなることもあるので、ぜひ積極的に摂取してほしいです。

みそ汁に入れる際は、臭みを和らげるためにあらかじめ塩を両面にふり、水分を取り、臭みを取り除いておくのがコツ。それをだしに入れ、サッと火を通してから、みそで味を調整してください。七味でアクセントを加えると絶品です。

カキのみそ汁

亜鉛　銅　ビタミンB　ホルモンバランス　男性機能アップ　免疫力アップ

【　材料　】

※２人分

だし……………300cc
みそ……大さじ3/4〜1/2（みその塩分量により加減）
カキ(＊)……大粒6個
ゆでたホウレンソウ……………………40g

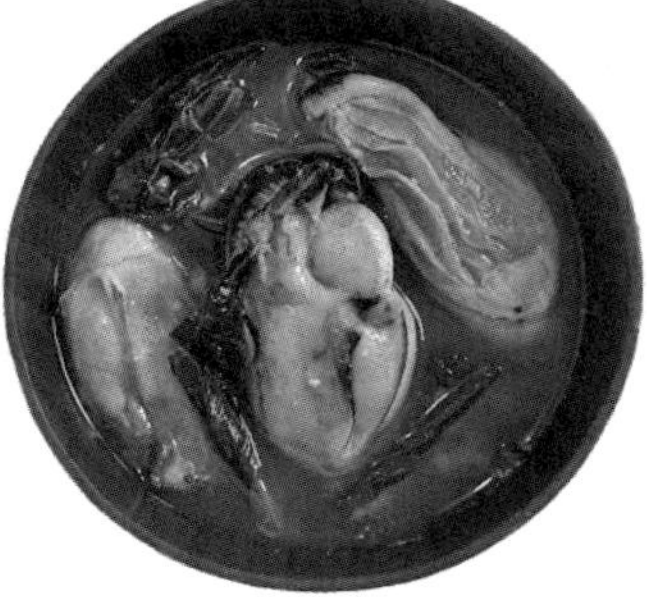

だしに、カキ(＊)と、沸騰したお湯で１〜２分ゆでたホウレンソウを２cmに切ったものを加える。ひと煮立ちさせ、みそで仕上げる

＊生ガキを使う場合は下処理を行なう。ザルで水気をとり、塩小さじ1/4と片栗粉1/4で揉み込んでから水200ccを加え洗う。何度かきれいな水で洗い、ザルにとる。冷凍のものは流水で1分ほど半解凍してからだしに入れる

カキに含まれる亜鉛は“セックスミネラル”と呼ばれる栄養素

カキは亜鉛が豊富。また、ビタミンB_1・B_2・B_{12}、他ミネラルなどの栄養素とタウリンなどの機能性成分が豊富に含まれています。

特に亜鉛の含有量は食品随一！　**免疫力アップや健康増進に効果的**です。**疲労回復、美肌をはじめ、動脈硬化・肝臓病・心臓病などの生活習慣病の予防効果**も期待できます。そして**男性ホルモンの合成にも深い関わりがあり、男性の生殖機能に特に大切な働き**をします。また、女性ホルモンの分泌も促進し、ホルモンバランスを整えるので、生理不順や生理痛の改善に役立ちます。ＤＮＡやたんぱく質の合成に関与しており、インスリンの合成、免疫反応などに関わる酵素として、これらの働きをサポートします。

カキは日々の生活に取り入れにくいと感じるかもしれませんが、その点、冷凍カキなら食べたい量だけ手軽に食べられておすすめ。ミネラルが豊富なため濃厚な旨味を感じられ、コクと深い味わいが楽しめるリッチな一杯です。

シジミのみそ汁

鉄分 亜鉛 銅 ホルモンバランス 男性機能アップ 免疫力アップ

【　材料　】
※2人分

だし（または水）……300cc
みそ……大さじ3/4〜1/2（みその塩分量により加減）
シジミ……100g
長ネギ……適量

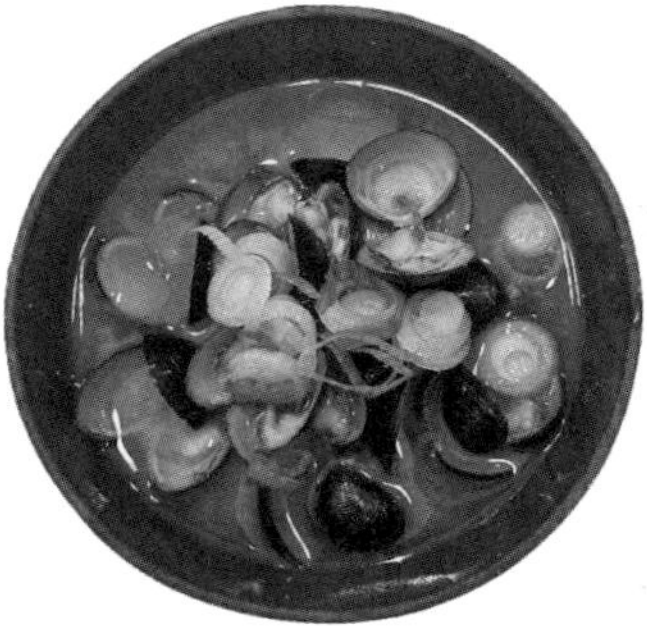

シジミはバットなどの容器に入れ、ひたひたになるくらいの水を入れ、塩を加え、砂抜きしてから使う（砂抜き済みの真空パックのものでもOK）。だしを使わなくてもシジミからおいしいだしが出るので、水でもOK。水を沸騰させ、シジミを加え殻が開いたら火を弱めてネギを加え、みそで味をととのえる

鉄分や亜鉛などのミネラルが豊富なスーパー食材！

シジミはホルモン分泌や生殖能力を高めるミネラルが豊富に含まれる、まさに栄養万能食材です。特に注目すべき成分が、オルニチンとアラニン。オルニチンはアミノ酸の一種で、**肝臓の働きを保ち、疲労の回復を助ける役割**が期待できます。アラニンは、**筋肉の持久力を向上させる作用やアルコールの分解を促進し肝臓を保護する役割**があります。

ファストフードやお惣菜、外食中心の生活をしていると、最も不足しやすいのが鉄分や亜鉛、銅などのミネラルです。不足すると貧血、皮膚炎、うつ状態、男性の場合は精子数の減少など性機能が低下。免疫も低下して、感染症にかかりやすくなってしまいます。

シジミのみそ汁は、汁まで飲むことで豊富なミネラルや肝機能を高める成分もしっかり取り入れられます。実は欧米にはない貝類なので、みそ汁を食べるたびに「日本人で良かった！」と実感できる具材のひとつでしょう。

アサリのみそ汁

鉄分 亜鉛 カリウム 貧血改善 疲労回復

【 材料 】

※２人分

だし……………250cc
みそ……大さじ3/4～1/2（みその塩分量により加減）
アサリ……………200g
キャベツ……………1枚
豆乳……………50cc

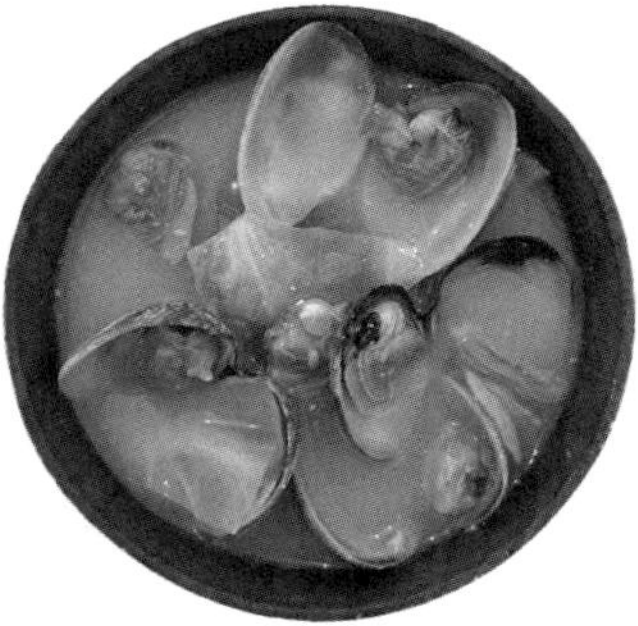

アサリは水洗いして、ひたひたの塩水(目安200ccの水に大さじ１の塩)に入れて30分以上おいて砂を抜く。だしが軽く煮立ったらアサリ、キャベツを加える。アサリの殻が開いたら、みそ、豆乳を加え完成

血液を作る大切な栄養素、鉄分をアサリは豊富に含んでいる

アサリには、カルシウムやカリウム、亜鉛、鉄分などのミネラルがたっぷり入っています。

鉄分は、100g中3・8㎎も。赤血球の成分となり酸素を運び、筋肉中のエネルギー代謝に作用します。

これが不足すると代謝が落ち、細胞や臓器の働きが弱くなり、腸の異常、精神障害をきたすこともあります。悪性貧血（頭痛・めまい・吐き気・動悸・息切れ・食欲不振など）、神経痛、慢性疲労も起こりやすくなります。

一方、**旨味成分であるタウリンも豊富**。これは肝機能の促進、アルコール障害の改善、血液をサラサラにするなどの効果があると言われています。

みそ汁にするなら、豆乳を加え、葉物野菜と合わせるのがおすすめ。彩りも良く、栄養バランスもアップします！　豆乳のまろやかさと風味がマッチするので、いつもと違った一杯が楽しめますよ。

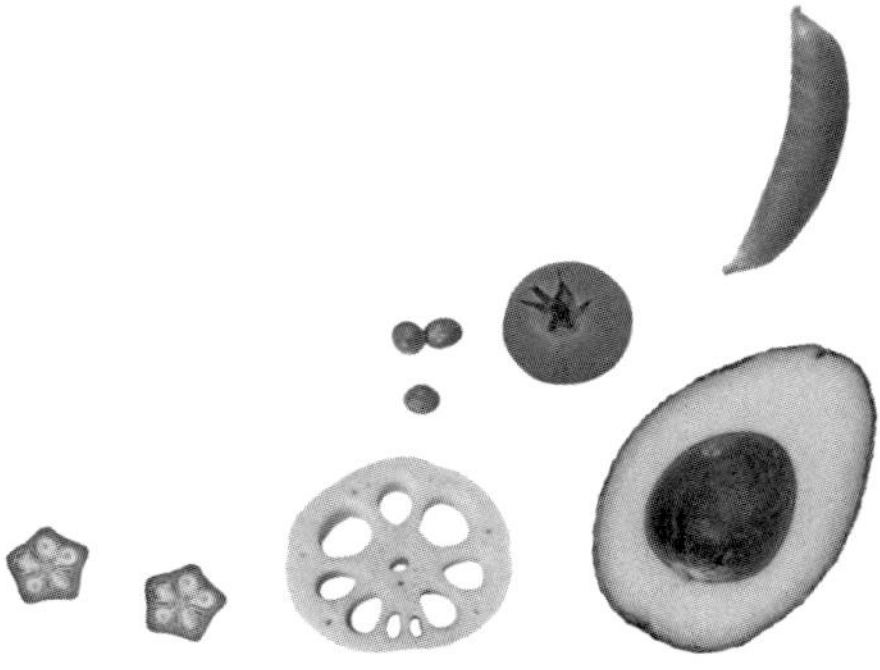

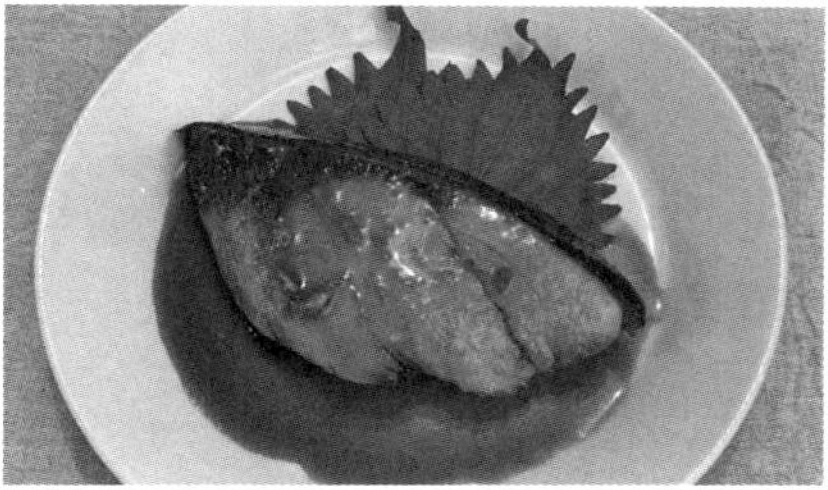

ブリ
の使い切り
レシピ

ブリの照り焼き

【 材料 】※2人分

ブリ……………………2切れ
★酒………… 大さじ1〜2
★しょうゆ… 大さじ1〜2
★はちみつ… 大さじ1〜2
塩…………………… 小さじ1
油…………………… 大さじ1
青菜（ホウレンソウやベビーリーフ等）…適量

1 ブリは塩小さじ1を両面に振る。15分おき、水分をキッチンペーパーで拭き取っておく

2 フライパンに油を熱し、ブリの皮目を下にして入れ、蓋をする。7〜8割がた火が通ったら、裏返して蓋をせずに焼く。余分な油はキッチンペーパーで取る

3 混ぜ合わせておいた★の調味料を入れ、煮絡める

4 皿に盛り付け、青菜を飾る

汎用性のある照り焼きレシピ。ブリ以外のどんな食材もこの調理法で照り焼きを失敗なく作れます。タレがしっかり絡んでおいしいですよ。

サケ
の使い切り
レシピ

サケの包み焼き

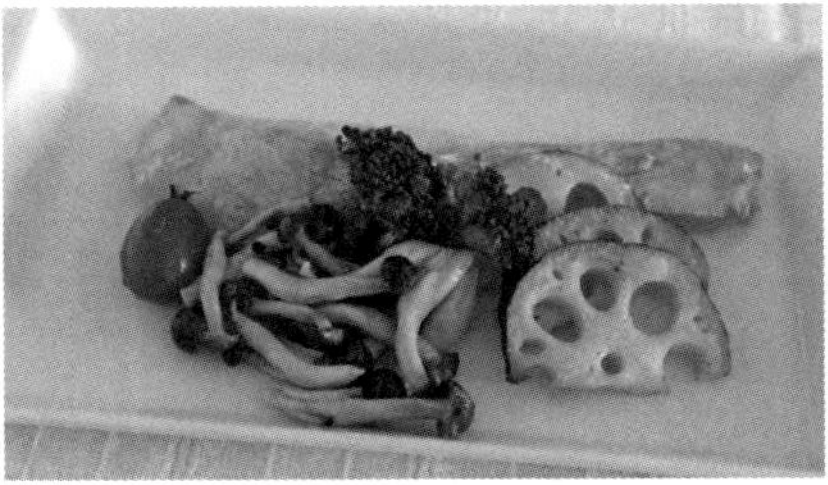

【　材　料　】※２～３人分

生サケ……… 2～3切れ
キノコ………………適量
トマト………………適量
塩、こしょう………適量
オリーブオイル、バター、
バジル……………適量

1 サケの切り身と、薄切りにしたキノコとトマト、調味料などすべてをアルミホイルまたはクッキングシートで包む

2 240～250℃のオーブンで13～15分ほど蒸し焼きにして完成。オーブンがない場合は魚焼きグリルまたはトースターで中火で15～20分焼く

手間いらずのおすすめレシピ。お好みで、レモン汁やポン酢をかけるとさっぱりといただけます！

魚介類

サバ
の使い切り
レシピ

サバ缶の混ぜるだけペースト

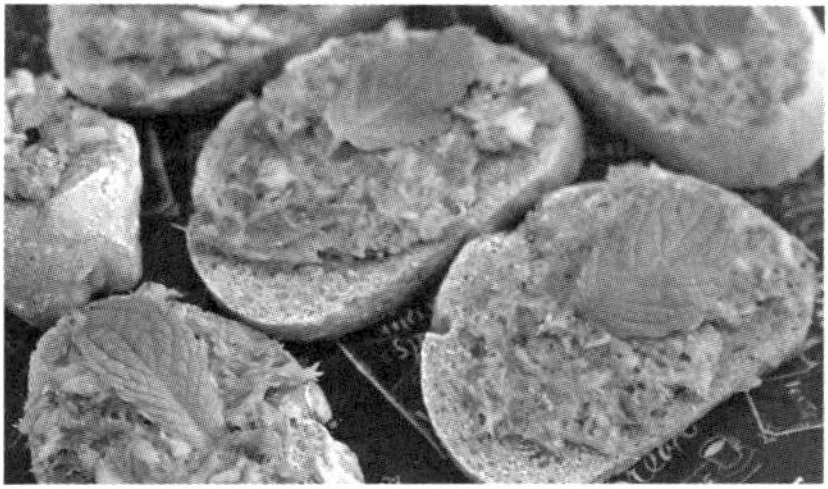

【　材料　】※２〜３人分

サバの缶詰(水煮、無塩)……1缶
アンチョビ……3本
オリーブオイル…大さじ2
塩……小さじ1/2〜
コショウ……少々
カレー粉…小さじ1/2〜
パセリ……小さじ1

1　サバ缶の水気を切り、アンチョビをつぶしながら混ぜ合わせる

2　その他の材料を混ぜ合わせ、味見をして味をととのえれば完成！

栄養豊富なサバを、火を使わずに洋風にアレンジするレシピです。クラッカーやバゲットにのせると、お酒のおつまみにも最高な一品になりますよ。

カジキ
の使い切り
レシピ

カジキのチーズパン粉焼き

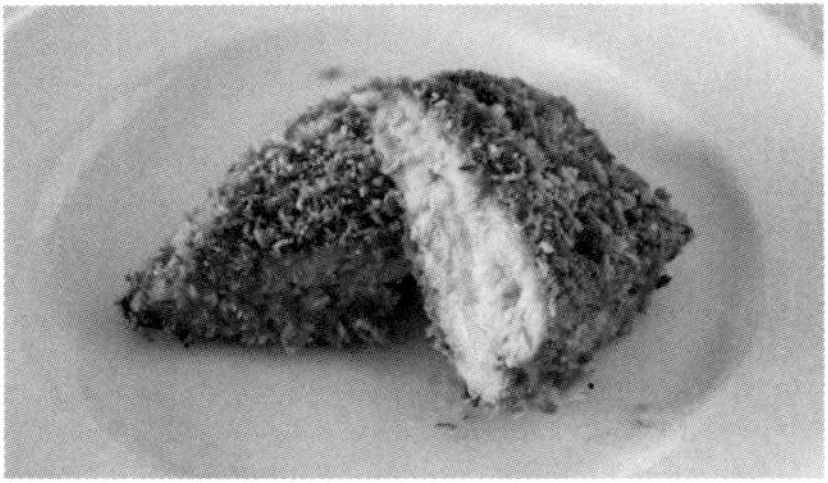

【　材　料　】※２人分

カジキ……………2切れ
塩、コショウ………少々
切れてるチーズ……2枚
パン粉………………適量
粉チーズ……………少々
ソースなど……お好みで

＊オーブンがない場合、魚焼きグリルやトースターで焦げないよう注意しながら中火で火を通す（焦げそうになったらアルミホイルを被せる）

1 パン粉を耐熱皿に広げ、２１０℃のオーブンで10分、焼き目をつけておく

2 カジキの切り身に、ポケットを作るように包丁で切り込みを入れ、中にチーズを挟む。塩、コショウをふり、1のパン粉をまぶし、粉チーズをふる

3 クッキングシートを敷いた耐熱皿にのせ、２２０℃のオーブンで12～14分焼く（＊）

大人気の時短メニュー。焼き目をつけたパン粉を冷凍保存しておけば、揚げずにヘルシーなパン粉焼きがいつでも作れますよ！

魚介類

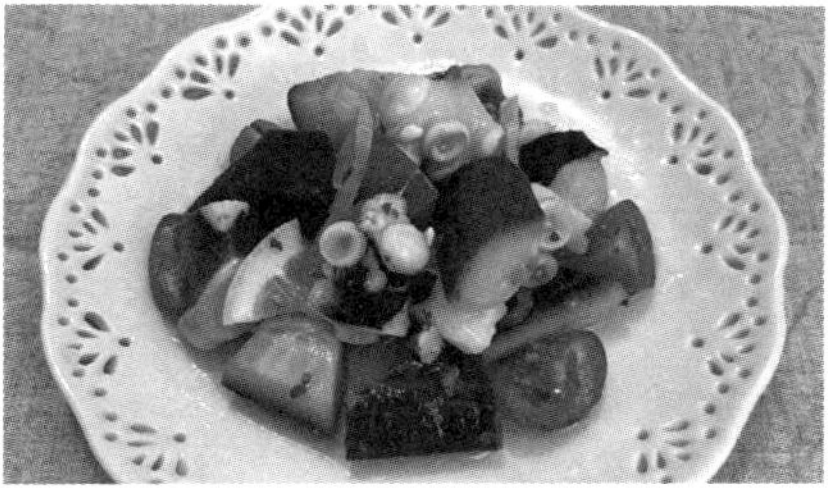

タコの使い切りレシピ

タコのマリネ

【　材料　】※２～３人分

ゆでダコ……60グラム
キュウリ……1/2本
ミニトマト……4～5個
玉ネギ……1/8個
レモン……スライス1枚
★オリーブオイル……大さじ1と1/2
★酢またはレモン汁……大さじ1
★はちみつ…小さじ1/4
★塩……小さじ1/4
★コショウ……少々
★パセリ……少々

1　ゆでダコ、キュウリを一口大の乱切りにする。ミニトマトはそれぞれ縦４つにカットする

2　玉ネギは薄くスライスして水にさらし、塩で揉んで、よく絞る

3　★の調味料を混ぜ合わせたボウルに1と2と小さくカットしたレモンスライスを加える。よく和えて、30分ほど冷蔵庫においておけば完成！

火を使わず、見栄え良く作れるレシピ。おもてなしにもピッタリです。タコは、酢やはちみつと和えておくことで味が染み込んで柔らかくなり、食べやすくなります！

イカ
の使い切り
レシピ

イカと彩り野菜の炒め物

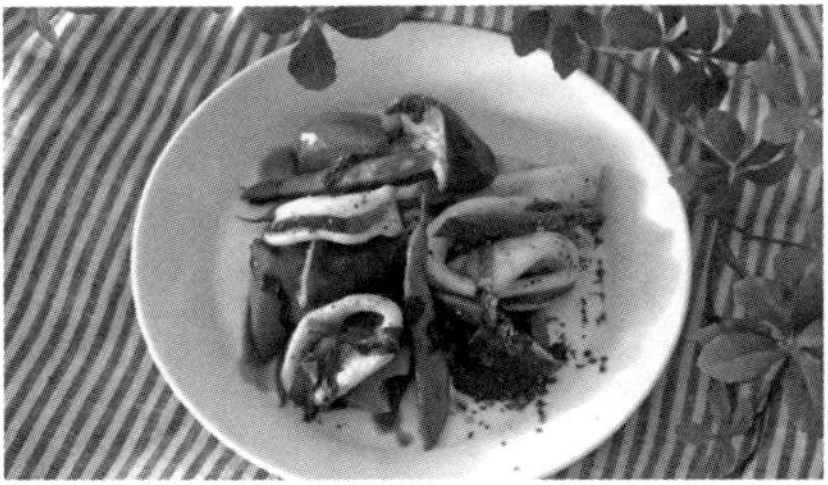

【　材料　】※1～2人分

イカ……1パイ
パプリカ……1/2個
インゲン……3本
シイタケ……5個
大葉……5枚
オリーブオイル…大さじ1
酒……小さじ2
しょうゆ…小さじ1と1/2
バルサミコ酢……適量

1 オリーブオイルを熱したフライパンでパプリカ、インゲン、シイタケに焼き色をつける。輪切りにしたイカを炒める

2 酒、しょうゆで味つけする。炒めすぎるとかたくなってしまうので要注意。余熱でも火は通る

3 せん切りにした大葉を混ぜて盛り付け。お好みでバルサミコ酢をかける

イカとしょうゆは相性抜群！　炒め物はつい肉で作りがちですが、イカなど魚介を使うと濃厚な旨味を楽しめておすすめですよ。

魚介類

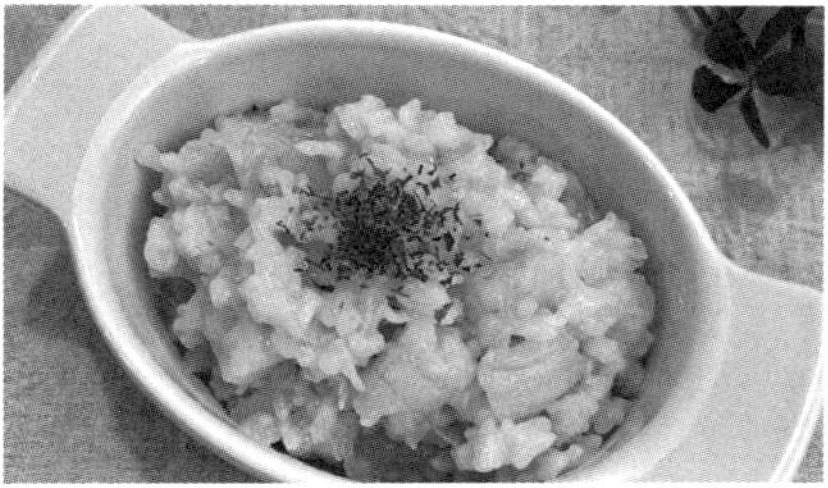

エビ
の使い切り
レシピ

エビのクリームリゾット

【　材料　】※２～３人分

冷凍エビ…………150g
玉ネギ……………1/2個
ごはん
…2杯分(炊いたもの)
野菜だし…………150cc
牛乳………………200cc
白ワイン……………30cc
オリーブオイル…大さじ1
塩……………小さじ1/2
パルメザンチーズ
……お好みで大さじ2

1 冷凍エビは流水で解凍して背ワタを取り、片栗粉と酒各小さじ２で下洗いする

2 エビを２㎝大に切り、玉ネギをみじん切りにする

3 オリーブオイルをひいた鍋で、玉ネギをしんなりするまで炒める。エビを加え、白ワインを入れて火を通す

4 ごはん、野菜だし(魚や肉を使わず野菜の旨味を凝縮しただし。コンソメでも代用可)、牛乳を入れ5分ほど加熱。塩を加え、味をととのえる。お好みでパルメザンチーズを加える

リゾットは生米から作ると大変ですが、このように冷やごはんを活用すれば失敗なく時短に！

タラの使い切りレシピ

タラとジャガイモのグラタン

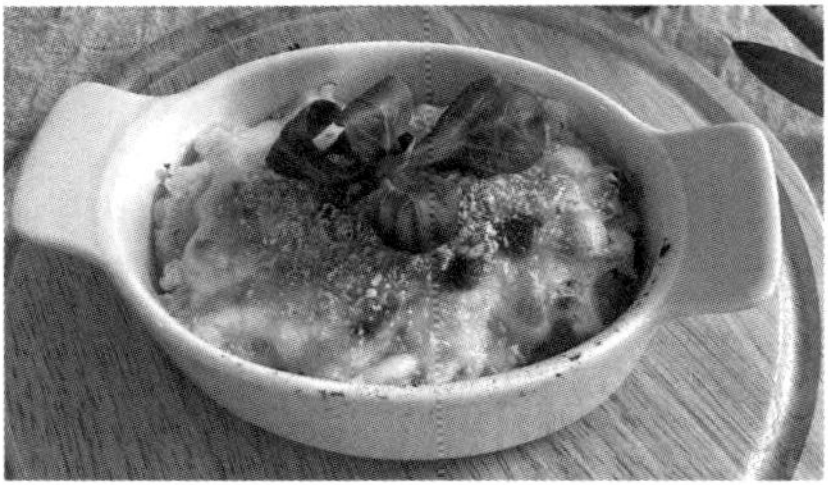

【 材 料 】※2〜3人分

タラ……150g（2切れ）
ジャガイモ……200g
ニンニク……1かけ
ローリエ……1枚
牛乳……適量
オリーブオイル…大さじ1
バター……小さじ2
塩……小さじ1/2
チーズ……適量
パン粉(焼き目をつけておく)……適量

1 ジャガイモを一口大に切り、柔らかくゆでて、つぶしておく

2 鍋でオリーブオイルを熱し、タラ、ニンニク、ローリエ、牛乳を鍋に入れ、中火↓弱火にして5分ほど火を通す

3 タラとニンニクを取り出し、1とバターを合わせてマッシャーで潰すか、ミキサーで滑らかにして(水分が足りない場合は分量外の牛乳を加える)、塩、コショウで味をととのえる(＊)

4 グラタン皿に入れてチーズをのせ、パン粉をふってトースターで焼き目をつける

タラの代わりにサケやエビを使うのもおすすめ。コロッケ、サンドイッチ、サラダにも展開できます。

＊塩ダラを使用する場合、塩は少ない量から調整する

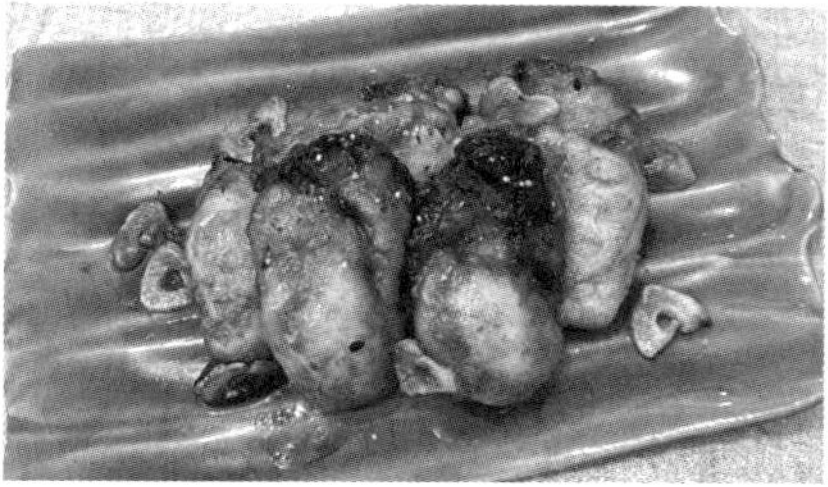

カキ
の使い切り
レシピ

カキのガーリックバターソテー

【材料】※2人分

カキ……6〜8粒
塩、片栗粉
……各小さじ1/2
（下処理用）
片栗粉……大さじ1
オリーブオイル…大さじ1
ニンニク……1かけ
しょうゆ……小さじ1
バター……小さじ1

1 カキに塩と片栗粉をまぶし、揉みこむ。冷たい流水で洗い、キッチンペーパーで水気をとり、片栗粉をまぶす

2 フライパンにオリーブオイルとスライスしたニンニクを熱し、香りが出たら1を中火で両面こんがりと焼く(ニンニクが焦げそうになったら取り出す)

3 しょうゆとバターを加え、全体に絡まったら出来上がり。2のニンニクといっしょにいただく

香ばしく焼き上げたカキが絶品！ 片栗粉をまぶすことで旨味や栄養が逃げにくくなりますよ。

シジミの使い切りレシピ

シジミの佃煮《つくだ》

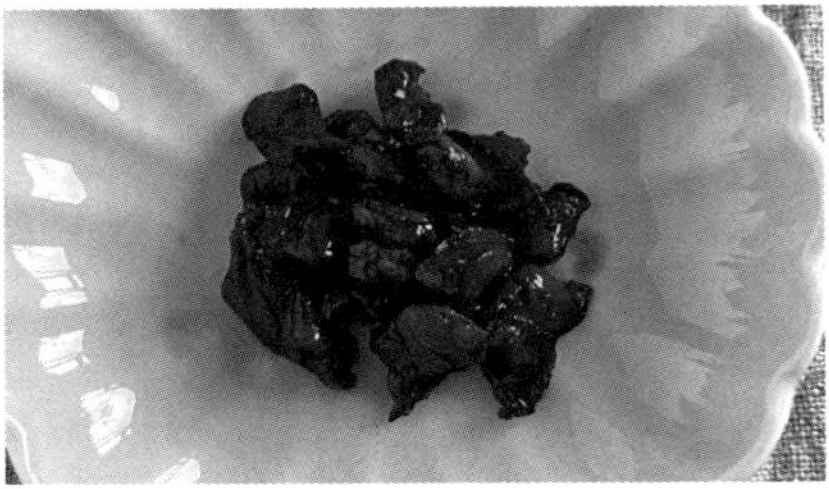

【材料】※1～2人分

シジミ	200g	しょうゆ	大さじ1
酒	大さじ2	砂糖	大さじ1

1 鍋にシジミと酒を入れ、殻が開くまで加熱する（水分が残っている状態で火を止める）

2 箸で殻から身をはずし、1の鍋に身を戻す

3 しょうゆと砂糖を加え、水分がなくなるまで加熱する

シジミを佃煮にすると、風味が増してごはんがすすむ！　貝類は普段なかなか手を出しにくいという人も手軽に食べられる、ごはんのお供です。

魚介類

アサリ
の使い切り
レシピ

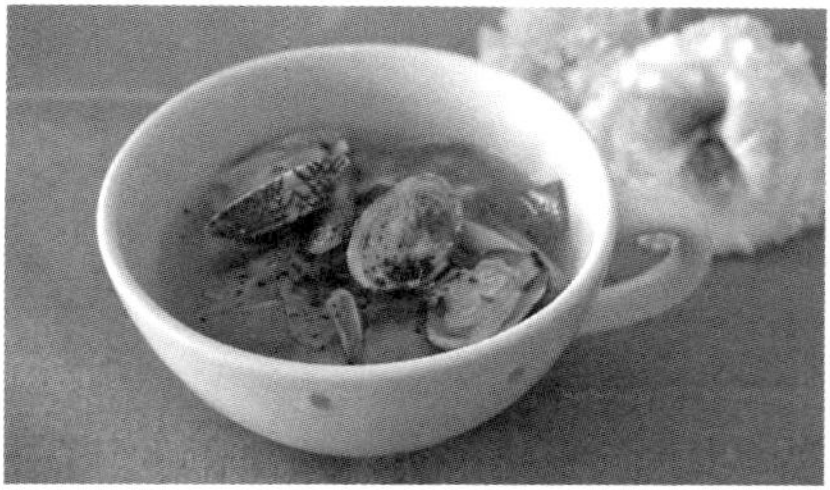

アサリの洋風スープ

【　材料　】※3〜4人分

アサリ……300g
キャベツ……1/4玉
ベーコン……2枚
白ワイン……100cc
オリーブオイル……大さじ1
ニンニク……1かけ
ニンジン……適量
キノコ……適量
水……1000cc
野菜だし……1/2袋
塩……小さじ1/2〜
コショウ……少々
パセリ……少々

1　塩抜きしたアサリと白ワインを鍋に入れ、蓋をして中強火で加熱。沸騰したら火を止める

2　鍋にオリーブオイルとニンニクを入れ弱火で加熱。オイルにニンニクの香りがついたら取り出す。一口大に切ったベーコン、キャベツ、ニンジン、キノコを加え、しんなりするまで火を通す

3　水と野菜だし(魚や肉を使わず野菜の旨味を凝縮しただし。コンソメでも代用可)、1の煮汁を入れ、中火でコトコト煮る

4　1のアサリを加え、塩、コショウで味をととのえて皿に移し、パセリを飾る

アサリをたっぷりの具材といっしょにいただくスープ。だしがしっかり感じられ、体もポカポカに!

6章

見たことない!? ユニーク野菜のみそ汁を作ってみよう

サラダで冷たくして食べるイメージのある野菜も、
みそ汁に入れると温かくおいしくいただけます。
寒い季節にもピッタリで、冷え性の方にもおすすめの食べ方です。
「オリーブの塩漬け」や「アボカド」など洋風な具材も、
みそ汁とベストマッチ。
ほか、肉そぼろや、肉のはさみ焼きなど、
ガッツリ系おかずのレシピも厳選しました。

ブロッコリーのみそ汁

葉酸 | β-カロテン | ビタミンC、E、K | 妊娠力アップ | 便秘改善 | 美肌

【　材料　】

※2人分

だし……………… 300cc
みそ…… 大さじ3/4〜1/2（みその塩分量により加減）
蒸したブロッコリー…………………… 40g
しらす……… 大さじ2
すりごま（または練りごま）………… 少々

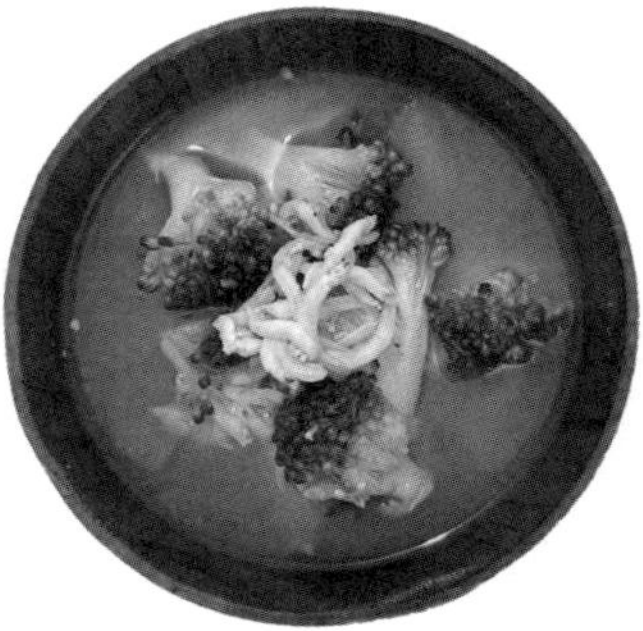

蒸したブロッコリーをだしに入れ、ひと煮立ちさせる。みそを溶き入れ、しらすとすりごまをトッピングするか、みそを溶き入れる際に練りごま小さじ1/2を加え、ごまの香りを引き立たせる

「野菜の王様」と言われるブロッコリーを積極摂取!

ブロッコリーは「野菜の王様」と言われるほど栄養価が高い食材。**ビタミンC、E、Kが豊富に含まれ、美肌やアンチエイジングにも効く、**抗酸化作用に優れた野菜です。免疫アップ、お通じの改善にもバッチリ!

また**葉酸が豊富で、妊活中の人にもおすすめ。**葉酸を妊娠中に摂取したほうが良いとよく言われますが、それは葉酸がお腹の中の赤ちゃんの脳や神経を作るのに不可欠な栄養素だから。先天異常の多くが妊娠直後から10週以内に発生するため、妊娠前から摂取することが推奨されています。

みそ汁に使う際は、生のまま入れるより、蒸したものを入れるのがポイント。栄養価を逃さず、色もきれいに仕上がるからです。しらすを合わせることで、カルシウム、骨や歯を健康に保つマグネシウム、カルシウムの吸収を高めるビタミンDも摂取可能。また、すりごま（または練りごま）を仕上げに加えると、さらにコクがアップして良質な油脂も摂れますよ。

オリーブのみそ汁

オレイン酸　ビタミンE　血流アップ　抗酸化作用　美肌

【　材料　】
※2人分

だし……………300cc
みそ……大さじ3/4〜1/2（みその塩分量により加減）
オリーブの塩漬け……………8粒
のり……………少々

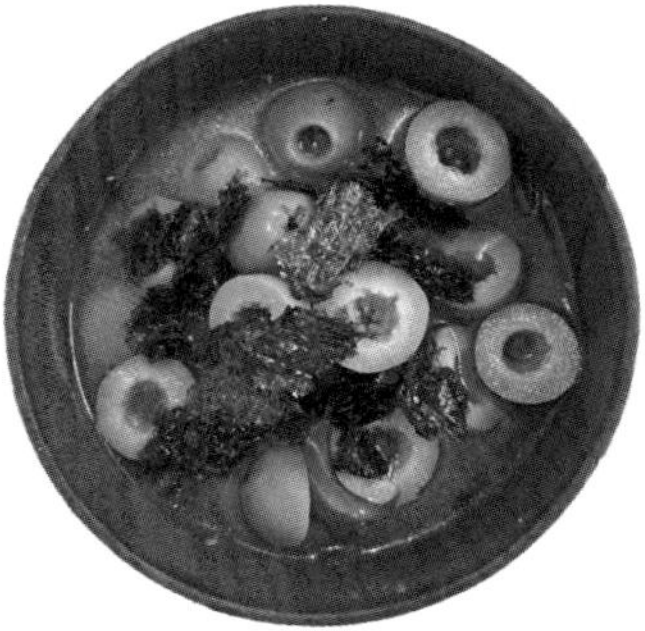

オリーブの塩漬けを横半分にカット。だしに入れてひと煮立ちさせ、みそを溶き入れる。のりをトッピングすれば完成

オレイン酸という不飽和脂肪酸が悪玉コレステロールにアプローチ

オリーブの実には、糖質よりも良質な脂質がたっぷりと含まれていて、**オレイン酸という不飽和脂肪酸が悪玉コレステロールを減らし、血液をサラサラにして**くれ、血流がアップします。

また、ビタミンEも含まれ、抗酸化作用、免疫力アップも期待できます。**ビタミンEは、紫外線や外的刺激から肌を守り、適度な潤いを保つために必要なバリア機能を安定**させます。皮膚の新陳代謝を高め、メラニンの排出を促進。シミ・そばかすが気になる方も積極的に摂っていただきたい栄養素です。

みそ汁にする際は、のりと合わせることで、洋風なイメージのオリーブを和風にチェンジできるので、ぜひお試しを！

のりに豊富に含まれるマグネシウム、カリウム、たんぱく質も摂ることができますよ。便秘やむくみの改善に効果的です。

アボカドのみそ汁

不飽和脂肪酸　ビタミンE　食物繊維　抗酸化作用　美肌　便秘改善

【　材料　】

※2人分

だし……300cc
みそ……大さじ3/4〜1/2（みその塩分量により加減）
アボカド……1/2個
ツナの缶詰（水煮）……1缶
すりごま……少々

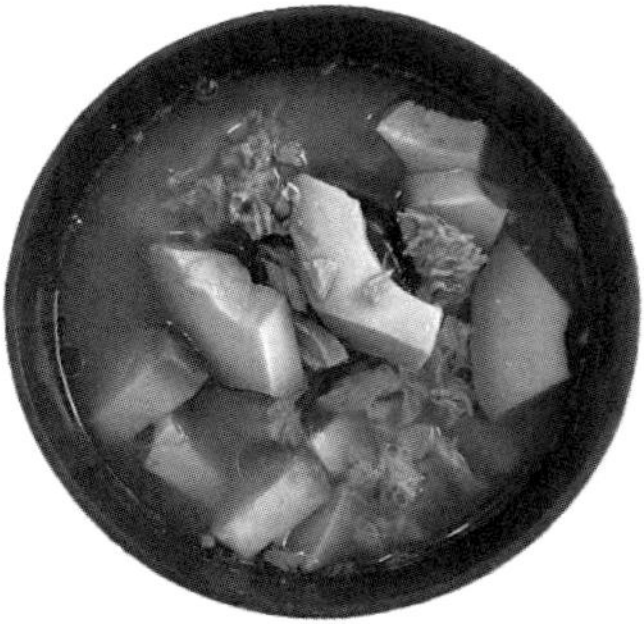

アボカドは皮と種を取り、5mm幅に切る。だしにアボカドとツナ缶を加えてひと煮立ちさせ、みそを溶き入れ、すりごまをトッピングする

「世界で最も栄養価の高い果物」もみそ汁に入れて楽しむ

アボカドはヘルシーで栄養価の高い食材。「森のバター」として有名な食材で、「世界で最も栄養価が高い果物」としてギネス認定されているほどです！

良質な脂肪、オレイン酸やリノレン酸などの不飽和脂肪酸が含まれており、コレステロールを減らす働きをしてくれ生活習慣病の改善にも効果が期待できます（ただしカロリーは高めなので摂りすぎには要注意）。

抗酸化作用のあるビタミンEも豊富。**血流を促す効果やシミ・そばかす・乾燥肌の改善など、美肌効果も期待**できます。

また、食物繊維が含まれており便秘改善にも効果あり。ほかにも、約20の必要不可欠なビタミン、ミネラル、カリウム、葉酸も含まれる万能食材です。

本書では、高たんぱくで低脂質、味も相性抜群のツナ缶を組み合わせました。食べ応えも格段にアップしますよ。仕上げに、ごまの香りをアクセントにすれば和風にチェンジ。栄養バランスもバッチリの一杯になります。

コーンのみそ汁

ビタミンB　食物繊維　カリウム　代謝アップ　疲労回復　便秘改善

【　材料　】
※２人分

だし……………300cc
みそ……大さじ3/4〜1/2（みその塩分量により加減）
コーンの缶詰……50g
とろろ昆布………適量
バター………小さじ1

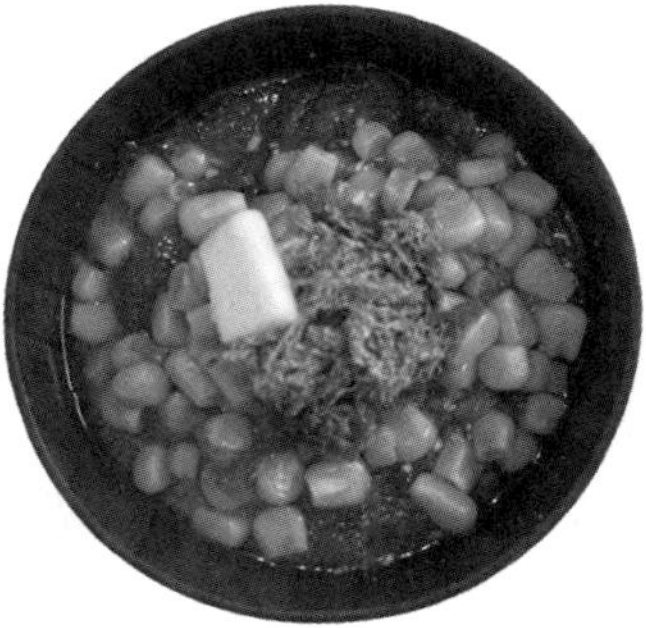

コーン缶または、生コーンをゆでたり蒸したりして火を通したものを、だしに入れる。ひと煮立ちさせ、みそを溶き入れる。仕上げに、とろろ昆布とバターをトッピングする

コーンは特に夏のデトックスや代謝アップに役立つ！

コーンは、体のエネルギーになる炭水化物を主として、ビタミンB_1、B_2、Eなどのビタミン群、リノール酸、食物繊維、そしてカルシウム、マグネシウムなどの各種ミネラルをバランスよく含んでいます。中でも、**食物繊維は腸内環境を整え、コレステロールや糖質の上昇を抑える効果**があります。不足すると便秘や発がんのリスクが高まり、肌荒れ、お腹のハリ、何となくの不調が多くなります。

ビタミンB_1は、糖代謝のビタミンと呼ばれます。**運動不足や疲れがあると代謝が下がりがちですが、そんな時の代謝アップにも効果的**です。脂質の代謝をサポートするビタミンB_2、むくみの改善にカリウムも豊富なので、疲労やだるさの回復にも効果的。効率良くエネルギーに変えながらもデトックスできます。

みそ汁は、とろろ昆布を加えてバターで仕上げを。とろろ昆布は酢を使っていないものを選ぶとバターと相性抜群。今回、コーンはお手軽な缶詰を使いましたが、生コーンを使うと、だしにもっとコクが出ておいしくなりますよ。

オクラのみそ汁

β-カロテン　ビタミンB1　食物繊維　抗酸化作用　美肌　便秘改善

【　材料　】

※2人分

だし……………300cc
みそ……大さじ3/4～1/2（みその塩分量により加減）
オクラ……………100g
鶏むね肉…………40g
酒…………小さじ1/2
しょうゆ…小さじ2/3
片栗粉………小さじ2

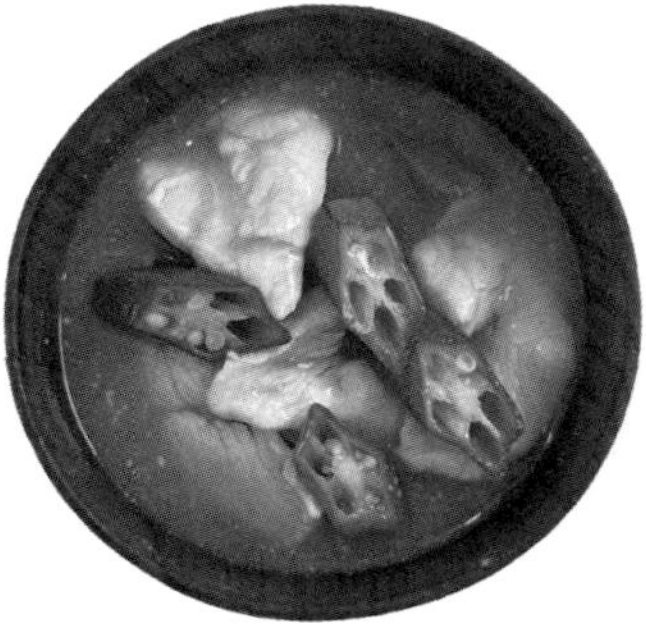

オクラはあらかじめ3～4分ゆでて粗熱をとり、1cm幅の斜め切りにする。鶏むね肉は一口大に切り、酒としょうゆで5～10分ほど下味をつける。片栗粉をまぶした鶏むね肉をだしに入れ、軽く沸騰したら火を止め、オクラとみそを加える

クセがなく食べやすいネバネバ食材といえばオクラ！

オクラは、**抗酸化作用の高いβ-カロテンを豊富に含み、免疫力を高め、鼻やのどなど粘膜の強化、皮膚や髪の若返りなどに有効**とされています。

また、**ビタミンB_1、カリウム、食物繊維も含み、体の老廃物をデトックスし、便としてスムーズな排泄を促す効果**も期待できます。ネバネバするのが特徴ですが、それは水溶性食物繊維のペクチンが含まれているから。**善玉菌のエサとなって腸内環境を整えてくれます。**

オクラはクセがないので、どんな食材にも合わせやすいのも特徴です。本書ではたんぱく質が豊富な鶏むね肉を加えて、ボリュームを出しながらも吸収を高める工夫をしています。むね肉は火を通すとかたくなりやすいため、片栗粉をまぶして柔らかく仕上げるのがポイントです。

なお、あらかじめゆでておいたオクラを入れると色鮮やかに仕上がりますが、生から入れる場合はネバネバが強く出て色も変わるので、お好みでどうぞ。

タケノコのみそ汁

カリウム　食物繊維　デトックス　むくみ改善　便秘改善

【　材 料　】

※２人分

だし……………… 300cc
みそ…… 大さじ3/4～1/2（みその塩分量により加減）
タケノコ（水煮）… 60g
キムチ……………… 50g

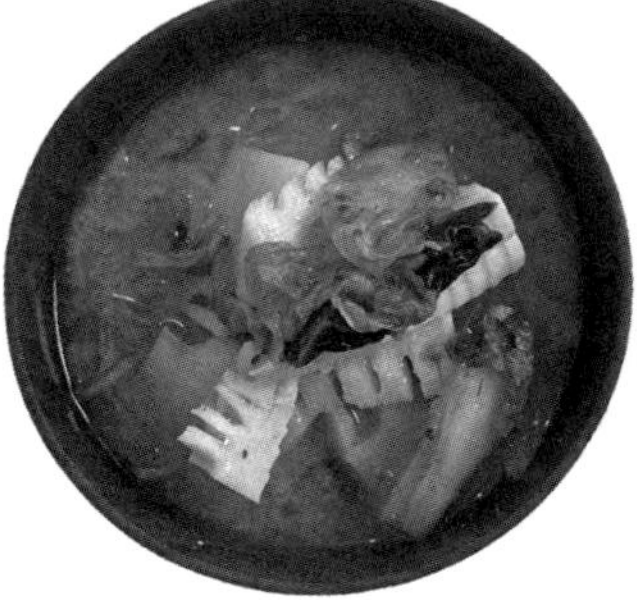

ユニーク野菜

だしに、一口大に切ったタケノコの水煮を入れる。ひと煮立ちさせ、キムチを加え、みそを溶き入れる

お通じ、デトックス、むくみ改善にはタケノコでカリウム&食物繊維を

タケノコにはカリウムが豊富に含まれています。**カリウムには、ナトリウム（塩分）を排泄する役割があり、高血圧の改善が期待できます。また、足などのむくみをとる作用**もあります。

繊維のかたまり、タケノコは食物繊維も豊富。**便秘や大腸がんなどの予防、体の老廃物を出すデトックス作用が高い**のも特筆に値します。腸の調子が良くなることで、美肌効果、睡眠の質アップも期待できますよ。

一方で、アクが強いので食べすぎると吹き出物やアレルギーに似た症状を引き起こすことも。注意しながらいただくようにしましょう。

そんなタケノコに、みそ汁ではキムチを組み合わせてみました。たんぱくな味わいのタケノコに、キムチならではのシャキシャキ食感と、味わい豊かなピリ辛が加わって、よりおいしくいただける一杯に。唐辛子のおかげで体がよりポカポカと温まる一杯になっています。

インゲンのみそ汁

β－カロテン　カリウム　食物繊維　美肌　抗酸化作用　むくみ改善

【　材 料　】
※２人分

だし……………… 300cc
みそ…… 大さじ3/4～1/2（みその塩分量により加減）
インゲン……… 7～8本
桜エビ…… 大さじ2～3

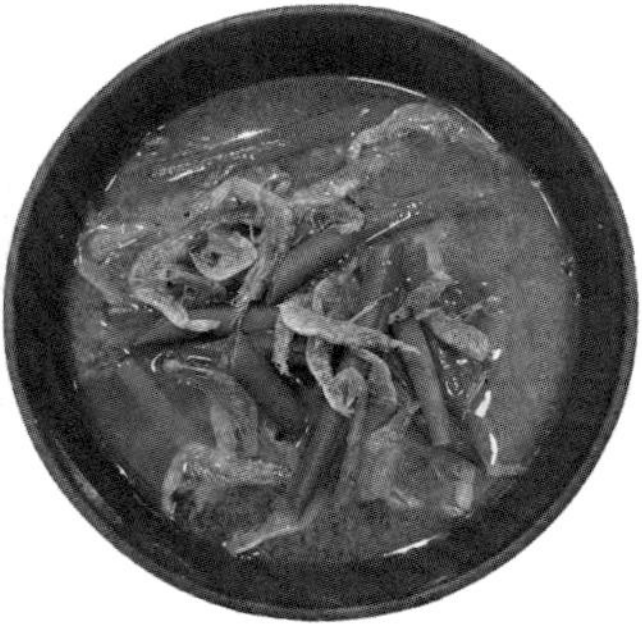

インゲンは、塩１つまみ入れたお湯で４～５分、柔らかくなるまでゆで、２～３等分に斜め切りにしておく。だしにインゲンを加え、ひと煮立ちさせ、みそを溶き入れ、桜エビをトッピングする。桜エビをしっとり柔らかくいただきたい場合は、インゲンと同じタイミングでだしに入れる

皮膚や粘膜の健康維持、むくみ改善にお役立ち！

インゲンは**β‐カロテンを豊富に含み、皮膚や粘膜の健康を維持するのに役立ちます。**また、ビタミンB群、ミネラルも含む抗酸化作用の高い緑黄色野菜です。特に注目なのが、豊富に含まれるカリウムです。**カリウムは細胞内の水分量を調節したり、血圧を下げる働き**があります。むくみの改善や不要な老廃物をデトックスするのにも効果的です。

みそ汁に使う際は、あらかじめゆでておくと、色が変わらずに緑色になります。ただしビタミンの流出があるため、だしからゆでるのが栄養素を取り込むためにはおすすめです。

なお、見た目がかわいくなるよう、斜め切りにするのもポイント。仕上げには彩りと香りの良い桜エビを加えれば、たっぷりのカルシウムもいっしょに摂れる一杯になりますよ。

ヒヨコ豆のみそ汁

たんぱく質 / 葉酸 / 植物性脂肪 / ホルモンバランス / むくみ改善 / 冷え改善

【 材料 】

※２人分

だし……………… 300cc
みそ…… 大さじ3/4～1/2（みその塩分量により加減）
ヒヨコ豆（水煮）‥ 60g
レタス………… 1～2枚
練りごま…… 小さじ１
黒コショウ……… 適量
オリーブオイル‥ 適量

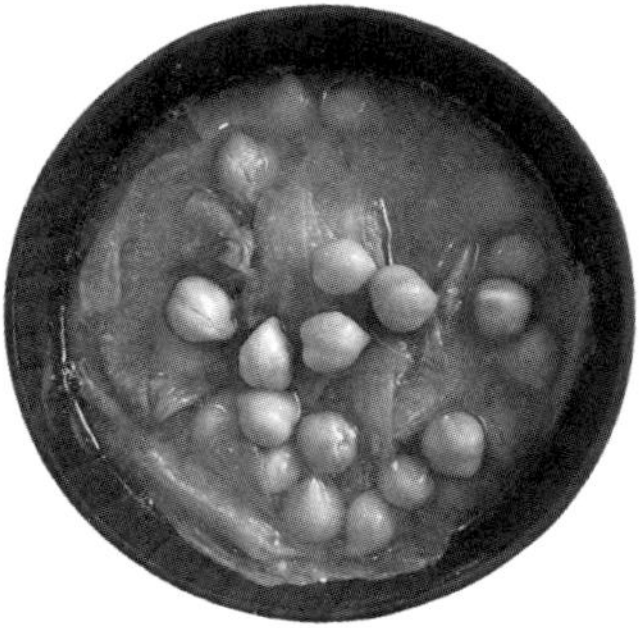

だしに、ちぎったレタス、ヒヨコ豆の水煮を入れ、ひと煮立ちさせる。みそと練りごまを加え、仕上げる。仕上げに黒コショウとオリーブオイルを加えてアクセントを

ホルモンバランスを整える！葉酸も多く含む意外な食材

ヒヨコ豆は、ホクホクと甘みがあり、形もかわいい豆です。とても食べやすく普段の食事にも取り入れやすいので、みそ汁にもピッタリ！

たんぱく質、脂質、炭水化物の三大栄養素がすべて含まれ、亜鉛、イソフラボンなどもいっしょに摂取可能。体の新陳代謝を促し、更年期の不調の軽減や骨粗鬆症の予防に役立つ優れた食材です。

また**葉酸も多く含まれるので、妊娠を望んでいる方や、産前、産後の栄養補給にもおすすめ**の食材です。

みそ汁ではレタスを加え、ビタミンA、B_1、B_2、C、E、カルシウム、鉄分も補給。特にビタミンEは若返りのビタミンとも言われ、血行を良くしたり、体内の脂肪の酸化を防いだりしてくれます。忙しい時にも栄養バランスをとりやすいレシピです。また、黒コショウとオリーブオイルを加えてリッチに仕上げていきます。甘みのある豆とレタスにアクセントが添えられ、箸が進みますよ。

レンコンのみそ汁

ビタミンC　食物繊維　ポリフェノール　免疫力アップ　便秘改善　美肌

【　材 料　】

※２人分

だし……………… 300cc
みそ…… 大さじ3/4～1/2（みその塩分量により加減）
レンコン………… 40g
レンズ豆…… 大さじ1

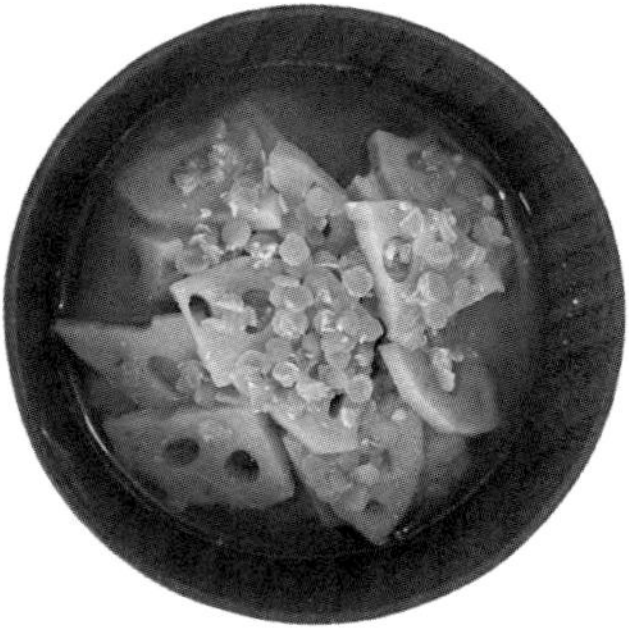

だしにレンズ豆を入れ、７～８分火を通す。３～５mm幅にスライスしたレンコンを加え、火が通ったら、みそを溶き入れる

免疫力アップに最適！
選ぶ際は〝穴〟の部分にご注目を

レンコンはビタミンCが豊富。また、ミネラル、食物繊維やポリフェノールなど、**免疫力アップに絶対に欠かせない栄養素を豊富に含んでいます。**

冬から春にかけての時期が旬で栄養価も高いので、特におすすめ。風邪やアレルギーの予防にもなりますよ。

なお、選ぶ際にはポイントがあります。穴の中が黒ずんでいるものは、収穫から日が経ち鮮度が落ちているので要注意！　一方、かなり白いものは漂白されている場合があります。そして、穴のサイズが揃っていて、小さめのものがベター。しっかりと見極めて購入しましょう。

本書では、みそ汁の栄養バランスを整えるためにレンズ豆を加えました。レンズ豆にはたんぱく質のほか、鉄分、葉酸、ビタミンBも含まれます。植物性たんぱく質を意識しながらも鉄分も摂れる優秀な食材なのです。小さな豆なので、事前に水に浸さなくてもすぐに火が通って手軽に調理できますよ。

サツマイモのみそ汁

食物繊維　ビタミンC　ポリフェノール　便秘改善　抗酸化作用　美肌

【材料】

※2人分

だし……300cc

みそ……大さじ3/4〜1/2（みその塩分量により加減）

サツマイモ……80g

カイワレダイコン……1/2パック

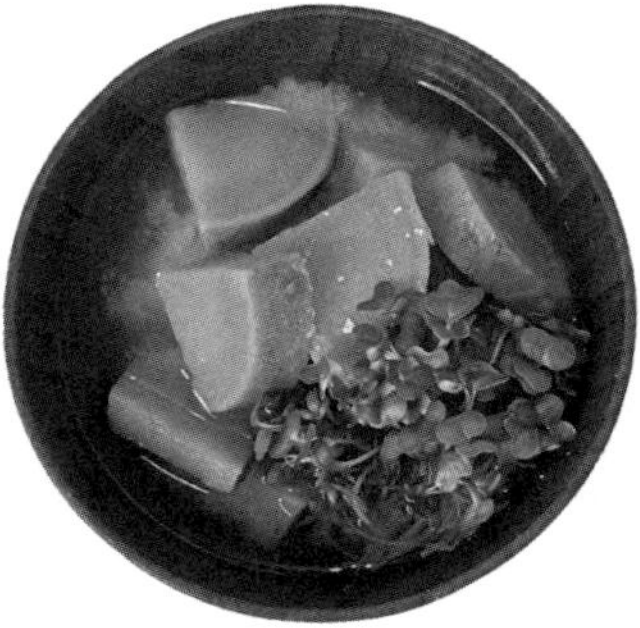

サツマイモはよく洗い、皮つきのまま食べやすい大きさに切る。だしにカットしたサツマイモを加え、火が通ったらみそを溶き入れる。仕上げにカイワレダイコンをトッピングする

サツマイモで善玉菌を増やして腸内環境を整えよう

サツマイモには、**便秘を予防して腸内の健康を保つ働きのある食物繊維**が含まれています。食物繊維を多く含むイモ類の中でも、特に豊富です。また、**皮にはアントシアニンという抗酸化作用が強いポリフェノールが含まれ、アンチエイジングにも効果的**なので、皮も上手に取り入れたいものです。

便秘等で腸内環境が悪くなると、栄養素がうまく消化吸収されず、血液循環が悪くなり、冷え、アレルギー、肌荒れや免疫低下につながりやすくなります。腸内環境を整えるには、腸内の善玉菌を増やすことが大切。**サツマイモに多く含まれる食物繊維は善玉菌のエサとなり、有害物質を減らす働き**があります。腸内環境が整うと免疫力が40％アップすると言われています。

みそ汁では、カイワレダイコンをプラス。紫外線ダメージを防ぐビタミンC、ビタミンE、体内でビタミンAに変換されるβ-カロテンなどの〝抗酸化ビタミン〟が豊富です。サツマイモといっしょに摂って、若返りや免疫アップを！

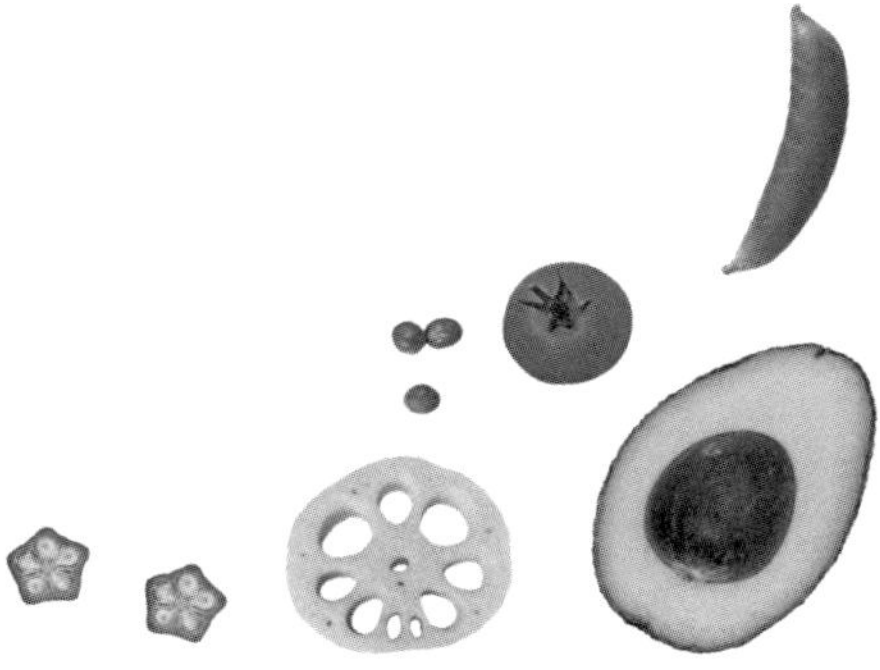

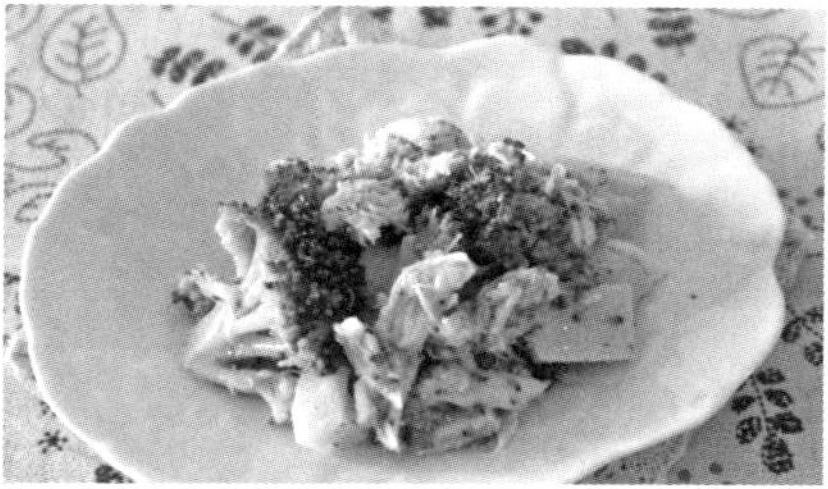

ブロッコリーの使い切りレシピ

ブロッコリーの洋風ごま和え

【　材料　】※２～３人分

ブロッコリー……1/2株
プロセスチーズ……4～5枚
オリーブオイル…大さじ1
マヨネーズ……大さじ1と1/2
すりごま…大さじ1と1/3
塩……小さじ1/4弱

1　ブロッコリーはよく洗い、茎と穂に分けて（茎はかたい皮の部分を除く）一口大に切る。蒸す、またはゆでて粗熱をとっておく（ここで冷蔵保存もできるので、作り置きしておくのもおすすめ）

2　長方形の厚さ2～3㎜に切ったプロセスチーズとすりごま、調味料を1と和える

カレー粉やマスタードを加えても美味。ゆで卵やハムを入れると食べごたえがアップします（写真は、ゆで鶏を割いて加え、たんぱく質を補給）。マヨネーズだけでなくオリーブオイルも加えてさっぱりと！

オリーブの使い切りレシピ

グリークサラダ

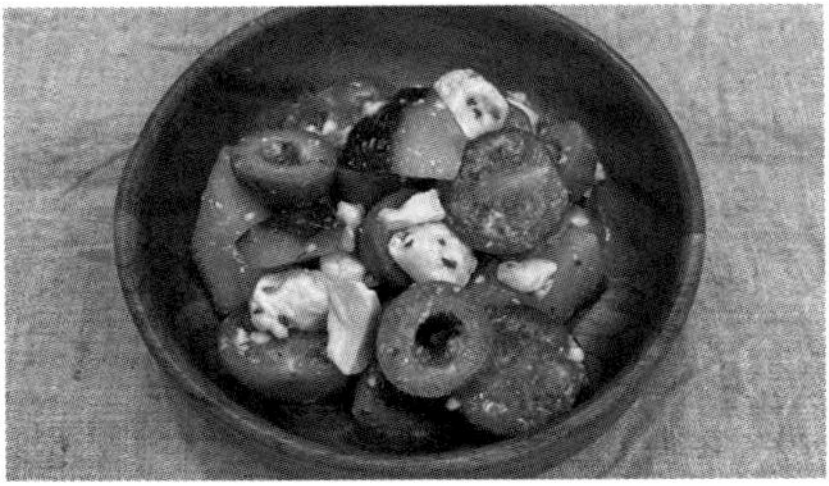

【　材料　】※２～３人分

オリーブの塩漬け …………………… 40～50g
キュウリ ……………1/2本
トマト……中1個またはミニトマト5～6個
フェタチーズ(またはお好みのチーズ)… 30g
★ドライハーブ……適量
★塩…………ふたつまみ(小さじ1/5くらい)
★オリーブオイル…………大さじ1と1/2
★レモン汁… 大さじ1/2

1 ★の調味料を入れたボウルに、横半分にカットしたオリーブ、一口大に切ったキュウリ、トマト、手で崩したフェタチーズを加え、混ぜ合わせる

2 味見しながら調味料の量を調整する

ギリシャの定番サラダと言えば、このサラダ！ 夏はトマトの代わりにスイカを入れてもおいしいです。フェタチーズがない場合は、モッツァレラチーズで代用できますよ。

ユニーク野菜

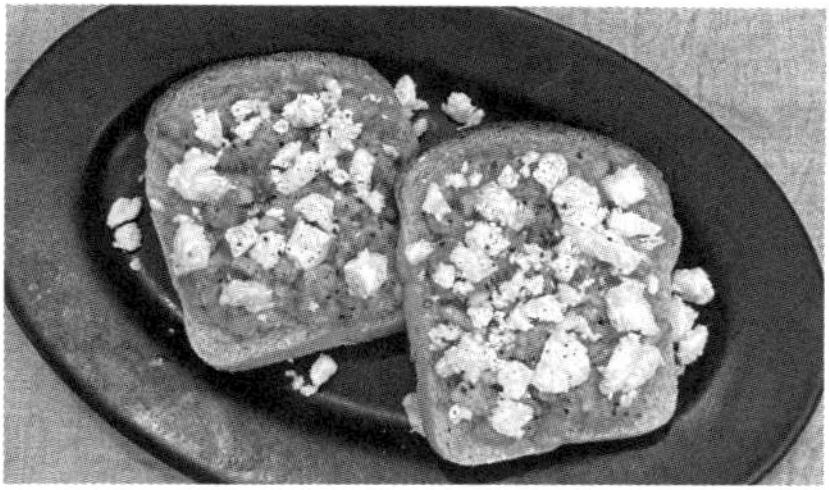

アボカドの使い切りレシピ

アボカドトースト

【　材料　】※1〜2人分

アボカド……1個
レモン汁……小さじ1
オリーブオイル…大さじ1
塩……1つまみ
フェタチーズ(またはお好みのチーズ)…20g
お好みのパン……1〜2枚

1　アボカドの皮と種を取り除き、実をボウルに入れてフォークなどでつぶす

2　1にレモン汁、オリーブオイル、塩を混ぜる

3　カリカリに焼いたトーストに2をのせ、フェタチーズを手で崩してそぼろ状にしたもの、お好みで黒コショウ、塩をトッピングしていただく

以前にカフェで出会い、とてもおいしく色合いも美しいと感動して再現した一品。パンはバゲットやカンパーニュなど、ハード系のパンがおすすめです。

コーン
の使い切り
レシピ

コーンごはん

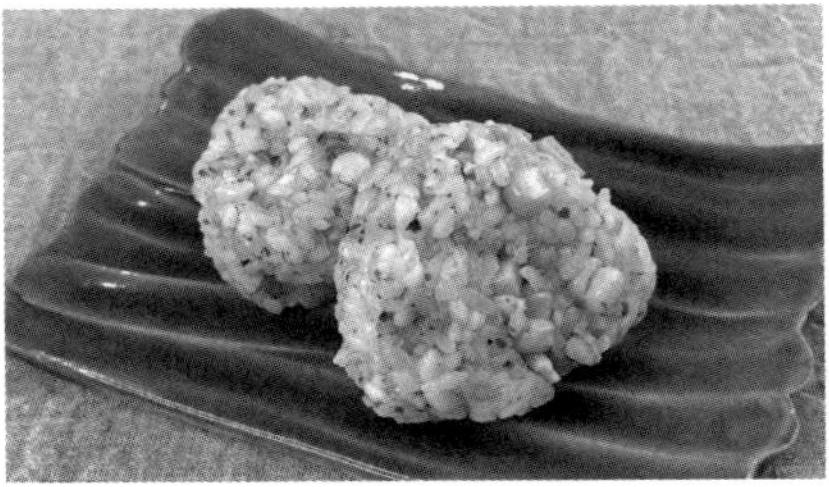

【 材 料 】※１～２人分

コーンの缶詰……………大さじ3～4
ごはん……… 300～400g
バター………… 小さじ１
塩…………………………少々
青のり………………………少々

1
炊き立てのごはんに、水気を切ったコーン缶または生コーンに火を通したもの、バター、塩を混ぜれば出来上がり。青のりやパセリで彩りを加えてもＯＫ！

塩でにぎって、おにぎりにしてもおいしいです。特に夏場の食欲がない時にもモリモリ食べられておすすめですよ！

ユニーク野菜

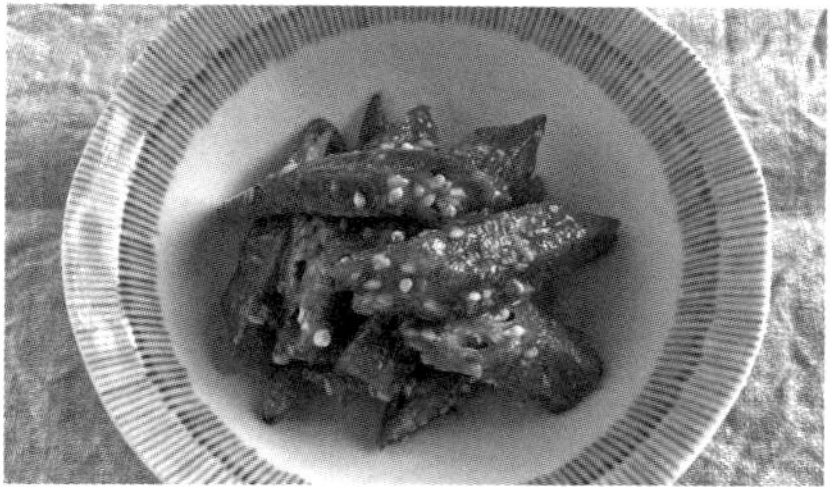

オクラ
の使い切り
レシピ

オクラのごま和え

【　材料　】※２〜３人分

オクラ……………5〜6本
すりごま……大さじ1/2
砂糖…………小さじ1/2
しょうゆ……大さじ1/3
ごま油…………小さじ1

1　オクラのヘタを取り、柔らかくなるまで3〜5分ほど熱湯でゆで、粗熱をとる

2　1を斜めに切り、調味料と混ぜ合わせて完成

香りの良いごま油を使用。練りごまを代用してもOKです。ホウレンソウやインゲンなど、他の食材でも同じ調味料の分量でごま和えが作れますよ。

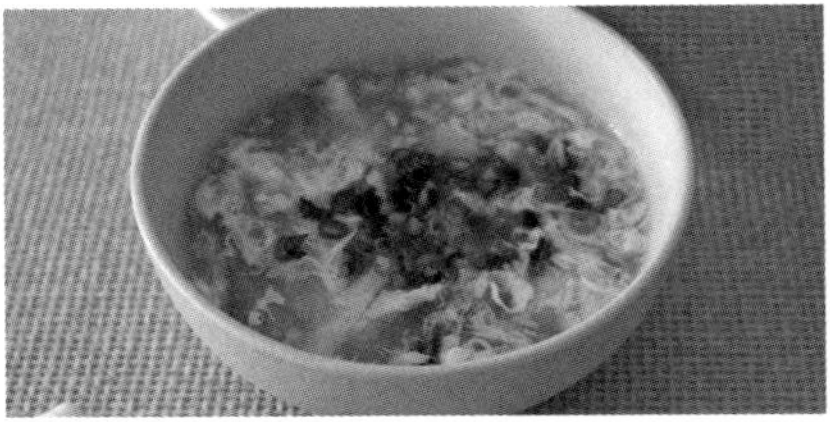

タケノコの使い切りレシピ

酸辣湯《サンラータン》

【　材　料　】※３〜４人分

タケノコ……適量
ニンジン……適量
干しシイタケ……1〜2枚
長ネギ……少々
鶏むね肉……100g
ショウガ……少々
豆腐……1/2丁
卵……2個
鶏ガラスープ……1000cc
塩……小さじ1/2〜
しょうゆ、酒、かき油……各大さじ1〜
コショウ……少々
酢、ラー油……お好みで
水……大さじ2
片栗粉……大さじ2

1 鍋に鶏ガラスープを入れ、ひと煮立ちさせる。3〜4㎝の細切りにして分量外の片栗粉少々をまぶした鶏むね肉と、タケノコ、ニンジン、干しシイタケ、長ネギ、ショウガ、豆腐をすべてせん切りにして入れ、火を通す

2 塩、しょうゆ、酒、かき油、コショウで味をつける。味見を忘れずに！

3 水溶き片栗粉大さじ2でとろみをつけ、溶き卵を流して火を止める。酢、ラー油をお好みで加えて出来上がり

酸味と辛味を効かせた中華スープ。タケノコのシャキシャキ感がポイントです。日本では麺を入れて食べることも。冷蔵庫に余りがちな野菜で作れますよ。

ユニーク野菜

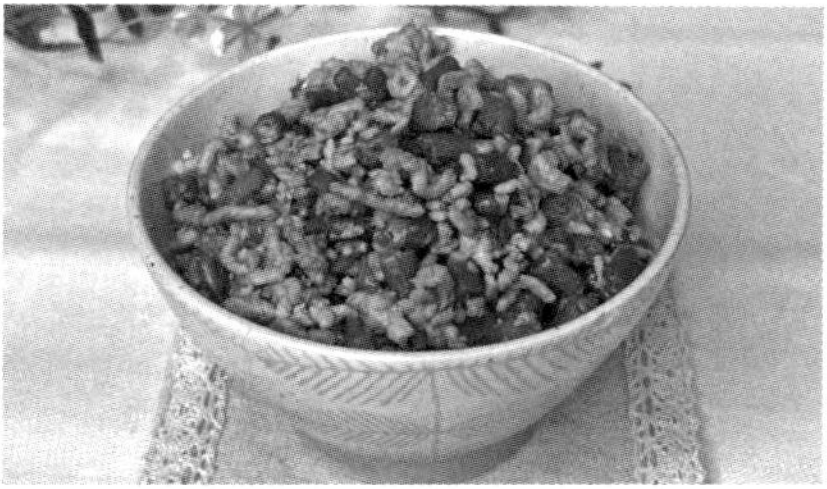

インゲンの使い切りレシピ

インゲンと鶏ひき肉のそぼろ

【　材料　】※２〜３人分

インゲン……10〜12本
鶏ひき肉…200〜250g
しょうゆ……大さじ1と1/3
砂糖…………大さじ2/3
酒………………大さじ1
みりん………大さじ1/3
すりごま………大さじ1
かつお節………大さじ1

1　インゲンは3〜5㎜ほどの輪切りにし、鍋で少量のごま油で炒める

2　1の鍋に鶏ひき肉、調味料を加えてそぼろ状にする

3　仕上げにすりごまとかつお節を加えて出来上がり

インゲンが冷蔵庫に余ってしまうという声をもとに作ったレシピ。ニンジンやキノコなどを加えるとより多くの野菜をいっしょに食べられます。卵そぼろとともにお弁当に入れたり、卵焼きに入れたり、また、混ぜごはんに……と、作り置きすると便利！

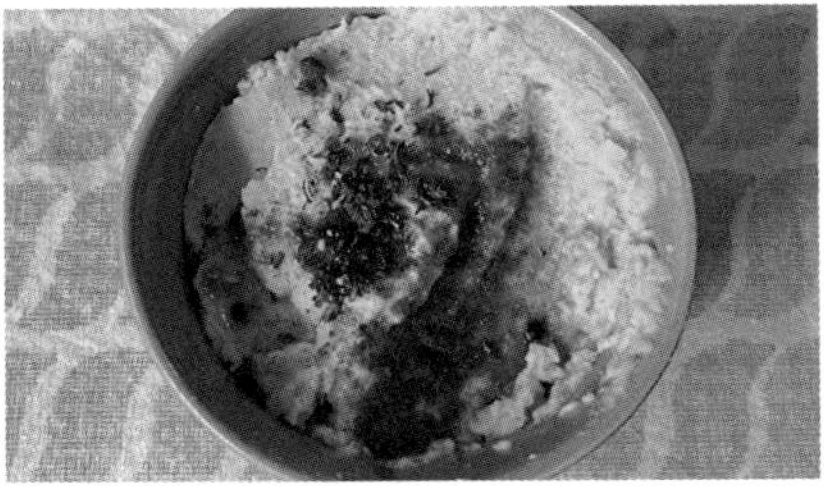

ヒヨコ豆
の使い切り
レシピ

フムス

【　材料　】※4～5人分

ヒヨコ豆……………230g
（水煮缶など火が通った状態での分量）
ニンニク………1/2かけ
オリーブオイル‥大さじ4
酢（またはレモン汁）
…………………大さじ1
塩……小さじ1/2～2/3
白すりごま……大さじ1

1 フードプレセッサにすべての材料を入れて攪拌する。フードプロセッサがない場合は、すりこぎなどで豆をつぶして粗つぶしにする（ジップロックに豆を入れて行なうとやりやすい）

2 塩加減を調整する

3 パンにのせたり、サンドイッチの具材として挟んだりして楽しむ

フムスは、小さなお子さんの食事として、大人のおつまみとしてなど幅広い層に好評のメニューです。スティック野菜にディップしてもおいしいですよ。

ユニーク野菜

レンコンの使い切りレシピ

レンコンバーグ

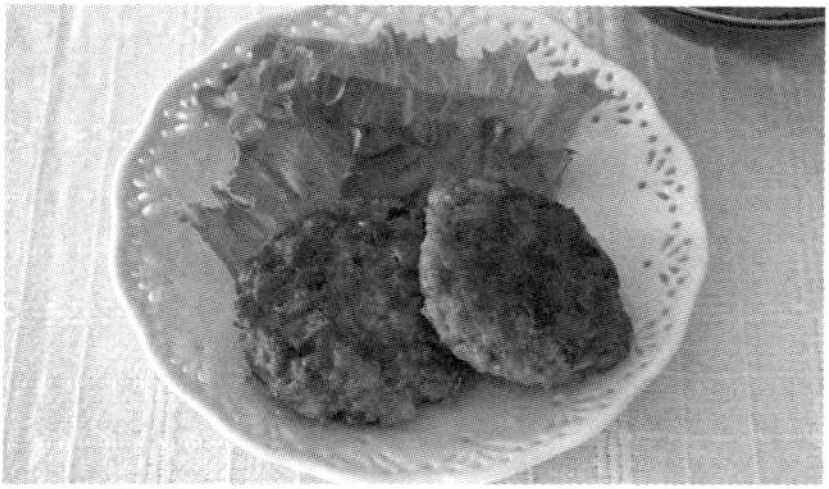

【　材　料　】※3〜4人分

レンコン……300g
豚ひき肉……300g
塩……小さじ1/2
コショウ……少々
ケチャップ、中濃ソース、水……各大さじ3

1 ボウルに豚ひき肉、塩を入れる。すりおろしたレンコンと5㎜角に切ったレンコンを加えて、粘りが出るまでよく混ぜる

2 小判型に成型した1を、フライパンで焼く。裏返して焼き目がついたら、弱火にして調味料を絡めて完成

パン粉や他の材料を色々と入れなくても、レンコン自体が〝つなぎ〟にも具材にもなってくれます。冷凍保存もできるので、作り置きしてお弁当のおかずにしてもいいですね。

サツマイモの使い切りレシピ

サツマイモとカボチャのサラダ

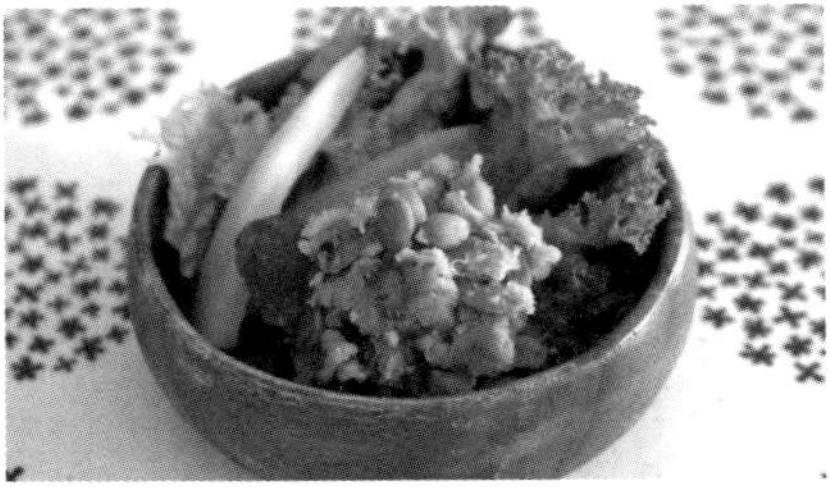

【　材料　】※２～３人分

サツマイモ…………200g
カボチャ……………200g
オリーブオイル……大さじ2～3
牛乳または水………適量
アーモンド…10～15粒（包丁で砕いておく）
塩……………………適量

1 カボチャは３～４㎝角に切り、蒸しておく（ゆでてもＯＫ）。サツマイモも蒸すか、アルミホイルで包んで２５０℃のオーブンで20～30分焼く

2 粗熱をとり、フォークで軽くつぶす。ホクホクしていて水分が少ない場合は、しっとりする程度に牛乳または水を足す

3 オリーブオイル、アーモンド、塩を加えて混ぜれば完成

マヨネーズは加えずオリーブオイルで仕上げることで、素材の味が引き立ちます。アーモンドは他のナッツでも代用可能です。

ユニーク野菜

おわりに

毎日食べるものによって体も心も変わり、人生まで好転する

どんなにお料理が苦手でも、時間がなくても、

「毎日のみそ汁習慣なら続けられそう！　健康で笑顔になれる」

この本によって、一人でも多くの人にそう感じていただけたらうれしいです。

その日の体調に合わせて食材を選んだり、食材の栄養素、組み合わせ方まで意識したりすることで、いつものお料理をさらに楽しく、想いを込めて作ることができる。しかも、意外にこんなにも簡単に！

ストレスが溜まっている時、疲れた時、辛い時、悩んでいる時、イライラしている時、ぜひ、本書を手に取って、みそ汁を作ってみてください。

きっと、「ホッとする」「癒される」「また明日から頑張ろう」と思えるはずです。

食べることは、一生続きます。
そして、食べたものによって、体も心も作られます。
毎日のみそ汁習慣を続けることで、人生は変わる。
食と向き合うこととは、自分や大切な人の人生と向き合うことなのです。

ちなみに私は旅が好きで、よく自炊しながら家族で旅をするのですが、海外でも、朝食には必ずみそ汁を手作りしています。胃腸の疲れが癒され、旅先で体調を崩すこともほぼありません！　**いつでも、どこでも、みそ汁に助けられています。**

このみそ汁の素晴らしさに気づかせてくれた方々、「こんなレシピがあったらいいな」というリクエストをくださった方々、応援してくれる友人や家族に愛と感謝の気持ちを込めて……。たくさんの人の健康と幸せのお役に立てますように。

未病栄養コンサルタント　井上美和

本書は、本文庫のために書き下ろされたものです。

「みそ汁習慣《しるしゅうかん》」で体《からだ》も心《こころ》も健康《けんこう》になる

著　者　井上美和（いのうえ・みわ）
発行者　押鐘太陽
発行所　株式会社三笠書房
〒102-0072 東京都千代田区飯田橋3-3-1
https://www.mikasashobo.co.jp
印　刷　誠宏印刷
製　本　ナショナル製本

ISBN978-4-8379-3111-9 C0130

本書へのご意見やご感想、お問い合わせは、QR コード、
または下記 URL より弊社公式ウェブサイトまでお寄せください。
https://www.mikasashobo.co.jp/c/inquiry/index.html

王様文庫

王様文庫

週末朝活

池田千恵

「なんでもできる朝」って、こんなにおもしろい！　○「朝一番のカフェ」の最高活用法　○今まで感じたことがない「リフレッシュ」　○「できたらいいな」リスト……週末なら、時間も行動も、もっと自由に組み立てられる。心と体に「余白」が生まれる59の提案。

ねじ子の人が病気で死ぬワケを考えてみた

森皆ねじ子

医師で人気漫画家の著者が「人が病気で死ぬワケ」をコミカル＆超わかりやすく解説！　◎ウィルスとの戦いは「体力勝負」？　◎がんとは「理にかなった自殺装置」？　◎「血液ドロドロ＆血管ボロボロ」の行きつく先は――　体と病気の「？」が「！」に変わる！

いちいち気にしない心が手に入る本

内藤誼人

対人心理学のスペシャリストが教える「何があっても受け流せる」心理学。◎「マイナスの感情」をはびこらせない　◎〝胸を張る〟だけで、こんなに変わる　◎「自分だって捨てたもんじゃない」と思うコツ……etc.「心を変える」方法をマスターできる本！

K30675